KB195247

3가지 체액이 내 몸을 살린다

# 3가지 체액이
# 내 몸을 살린다

· 가타히라 에츠코 지음 | 박정임 옮김 ·

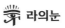 라의눈

# 시작하며

이 책은 우리 몸속을 흐르는 물, 즉 '체액'의 흐름을 좋게 해서 더욱 젊고 건강하게 살 수 있는 비결을 알려준다.

독자들은 몸속을 흐르는 물이라면 '혈액'을 떠올릴 것이다. 하지만 이외에도 아주 중요한 '림프액'과 '뇌척수액'이 있다. 이 3가지 체액이 잘 순환하면, 인체의 면역력이 높아져 질병에 걸리지 않고 만성적인 피로감에서 벗어날 수 있다. 3가지 체액이 우리 신체의 60~70%를 차지하고 있기 때문이다.

인체에서 가장 중요한 부분은 어디일까?

골격일까? 내부 장기일까? 근육일까?

모두 아니다. 뼈와 장기와 근육이 제대로 기능하기 위해서는, 필요한 것은 받아들이고 필요 없는 것은 내보내는 역할을 해주는 존재가 반드시 필요하다. 그것이 바로 '체액'이다.

이 책은 다음과 같은 내용을 설명하고 있다.

- 체액이란 무엇인가?
- 체액이 왜 그렇게 중요한가?
- 어떻게 하면 좋은 체액을 생성하고, 제대로 순환시킬 수 있나?

3가지 체액의 중요성을 알고, 그것을 순환시키는 비밀을 알게 되면 지금보다 더 젊고 건강해질 것이란 사실엔 이론의 여지가 없다.

지금부터 신비로운 체액의 세계로 들어가 보자.

차례

# 2장    몸은 '액체'로 연결되어 있다

# 3장　통증과 뭉침이 순식간에 풀리는 체조

# 1장

# 체액을 알면
# 건강해진다

# 인체의 70%는 물!
# 그런데 어떤 물?

오이 95%, 토마토 94%, 양배추 96%……

이는 채소에 함유된 수분의 비율이다. 채소는 수분이 전부라고 해도 과언이 아니다. 신선하고 맛있는 채소는 수분으로 채워져 탱글탱글한 상태다. 반면 시든 채소는 수분이 빠진 상태를 말한다.

사람도 다르지 않다.

산토리 웹사이트의 『물 대사전』에는 '성별, 연령별로 약간의 차이는 있지만 인체는 대부분 물로 이루어져 있다. 태아는 체중의 약 90%, 신생아는 약 75%, 어린이는 약 70%, 성인은 약 60~65%, 노인은 50~55%가 수분이다.'라고 수록되어 있다. 어린이와 노인의 체내 수분량 차이가 놀랍지 않은가.

　아무튼 인체는 뼈, 근육, 내장, 뇌 등이 둥둥 떠 있는 '물풍선'이라
할 수 있다.

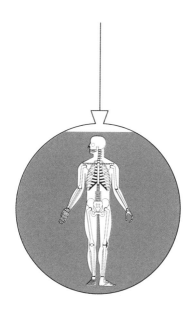

　우리의 몸은 종종 집과 비유된다.

　뼈(골조와 기둥)가 받쳐주고, 근육과 힘줄(벽과 버팀목)이 둘러싸
고, 그 속에 소중한 장기(금고)가 있다. 언뜻 들으면 그럴 듯하
다. 그리고 많은 사람들이 인체를 이렇게 견고한 이미지로 인

식하고 있는 것이 사실이다.

　하지만 인체의 70%가 물이란 사실을 잊어서는 안 된다.
사실 우리의 몸은 물풍선 속에 물고기가 헤엄치고 있는 모습
에 가깝다.

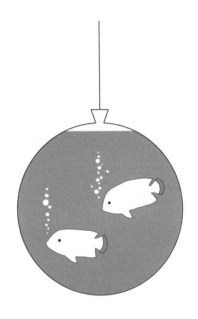

　인체의 수분은 계속해서 교체된다.

　남성이 하루 동안에 배출하는 소변량은 평균 1,500㎖, 여성
은 1,200㎖이다. 그 외에 땀과 대변 등을 더하면 하루 2,000

㎖이다. 이론적으로는 2ℓ의 물을 마시면 몸의 수분이 유지된다. 특히 자는 동안에는 땀을 흘리게 되므로 자기 전에 수분 보충은 필수적이다.

그러면 우리 몸 안의 수분량을 한번 계산해보자.

성인의 경우, 몸의 수분 비율을 60%라 가정하겠다.

체중이 70㎏인 남성이라면 70㎏×60%=약 42ℓ

체중이 50㎏인 여성이라면 50㎏×60%=약 30ℓ

2ℓ들이 페트병으로 무려 15~24통의 물이 우리 몸 안에 있는 것이다.


그런데 인체의 70%가 물이라는 사실은 초등학생도 알지만 '그 물이 어떤 형태로 존재하는가'라는 질문엔 대답이 막힌다. 기껏해야 혈액, 타액, 눈물, 콧물이다.

우리가 잘 모르고 있지만 너무나 중요한 체액 2가지가 더 있다.

바로 '림프액'과 '뇌척수액'이다. 곧이어 자세한 설명을 하겠지만, 우리의 생명 유지에 필수적인 물이라 이해하면 된다.

**핵심정리**

인체의 약 70%는 '체액'이라는 이름의 물이다.

# 어깨 결림과 피곤의
# 진짜 원인

　사람의 몸을 물풍선이라고 했을 때, 골반이 틀어졌거나 등이 휜 사람은 어떤 상태일까? 어깨 결림이나 요통이 있는 사람은? 이 책에서는 '건강한 몸'을 이렇게 정의한다.

> 신선하고 충분한 물이 골고루 퍼져 있고, 원활히 순환하는 예쁜 모양의 물풍선

　물풍선을 사람에 비교해보자. 풍선에 물이 빵빵하게 들어 있는 상태는 갓난아기, 물이 줄어들어 풍선 표면이 주름진 상태는 노인이다.

우리의 몸을 '건강한 물풍선'으로 유지하기 위해서는 두 가지 조건이 필요하다.

① **충분한 체액이 확보되어 있을 것**(쭈글쭈글해지지 않도록)
② **충분한 체액이 원활하게 흐르고 있을 것**(고여서 썩지 않도록)

① '충분한 체액 확보'는 어렵지 않다. 몸 밖으로 배출되는 양 이상으로 보충하면 되니까.

그렇다면 ② '원활한 흐름'이 문제이다. 체액이 제대로 흐르기 위해서는 길이 잘 뚫려 있어야 한다. 우리 몸에는 혈관이나 림프관 같은 가느다란 관이 퍼져 있고, 이 관들을 통해 체액이 순환한다. 체액의 흐름을 '수로'에 비교해보자.

## 1. 수로가 깨끗하게 청소되어 물이 원활하게 흐르는 상태 = 건강

이 상태의 몸은 피로를 느끼지 않고 활기차게 활동할 수 있다. 또한 자고 나면 피로가 풀려서 잠에서 깬 후에도 곧바로 움직일 수 있다.

## 2. 수로가 막혀 흐름이 나빠진 상태 = 피로

이 상태에서는 몸이 쉽게 피로할 뿐만 아니라, 피로도 잘 풀리지 않는다.

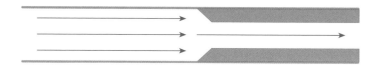

## 3. 수로의 물이 오염물질로 질척질척한 상태 = 응고(어깨 결림 등)

몸은 늘 뻐근하고, 무릎 뒤나 겨드랑이 쪽에 응어리가 만져 지는 상태이다.

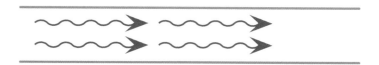

## 4. 질척해진 물이 통로에 들러붙어 흐름을 막는 상태 = 통증

이 상태의 몸은 야간통, 요통, 오십견 등 상시적인 통증과 결림에 시달린다.

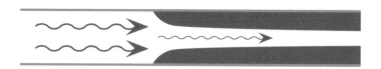

자, 이제 복습해보자.

인체를 건강한 물풍선 상태로 유지하는 조건은 2가지!

첫째, 충분한 체액을 확보해 주름지지 않게 해야 한다.

둘째, 체액을 잘 흐르게 해서 통증이 생기지 않도록 해야 한다.

**핵심정리**

건강하다는 것은 충분한 수분이 몸의 구석구석까지 순환하고 있는 상태!

# 인체의 배설 기능도
# 체액 덕분!

인체는 끝없이 흡수하고 배출하며 생명활동을 하고 있다.

매일 여러 가지 것을 먹고 대변과 소변을 배출하며 살아간다는 의미이다. 흔히 이상적인 건강 상태를 '쾌식, 쾌면, 쾌변'이라고 한다. '대변'이라고 하면 지저분하다고 생각하지만, 쾌변이라고 하면 상쾌한 느낌을 갖는다는 것이 조금 신기하기도 하다.

그러나 아무리 수분이 중요하다고 해도, 물만 먹으면 말라비틀어져 피골이 상접하게 될 것이다.

**그냥 물이 아닌 '살아있는 물'을 섭취해야 한다.**

살아있는 물이란 뭘까?

음식을 통해 섭취하는 물이란 의미다. 앞서 예시한 오이와 토마토를 상기해주기 바란다. 그 채소의 수분은 원래 그 채소를 살아 있게 해주던 물이다. 생존에 필요한 모든 것을 듬뿍 갖고 있는 것이다. 채소를 통째로 먹어야 할 이유가 여기에 있다. 채소의 껍질은 가급적 벗기지 않는 것이 좋다.

채소의 껍질엔 노화 방지 효과가 있다고 한다.

과일도 마찬가지다. 사과를 냉장고에 보관하면 몇 달씩 가지만, 사과 껍질을 벗겨 놔두면 한나절도 되지 않아 산화되고 며칠 안 되어 썩게 된다. 과육의 색깔이 빨갛게 변하는 것을 '녹'에 비유하면 쉽게 이해가 될 것이다. 그러니 채소나 과일은 깨끗이 씻어서 농약을 제거한 후, 껍질째 먹도록 하자.

이렇게 입으로 섭취한 음식들은 식도를 거쳐 위장, 소장, 대장을 지나면서 소화되고 흡수된다. 그리고 남는 찌꺼기는 항문을 통해 체외로 배출된다.

입으로 들어간 음식은 위에서 강력한 위산과 섞여 '즙' 상태가 되고, 이는 소장과 대장을 지나면서 영양소 형태로 흡수되어 몸의 세포로 전달된다. 세포에 영양소가 전달되어야, 비로소 몸은 몸으로 기능하게 된다.

우리 몸의 세포는 총 60조 개에 달한다고 한다. 직접 자신의 세포를 세어본 사람은 없겠지만, 정말이지 천문학적 숫자다. 인체를 소우주라 하는 게 이해가 되지 않는가.

세포는 영양소를 받아들이기만 하는 것이 아니다. 사용하고 남은 노폐물을 밖으로 내보낸다. 세포의 안쪽과 바깥쪽에서 '물물교환'을 하는 것이다.

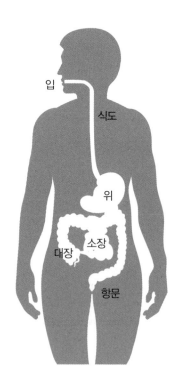

그런데 이 물물교환의 매개체 역할을 해주는 것이 바로 '체액'이다.

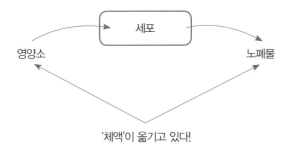

세포

영양소　　　　　　　　　　　　노폐물

'체액'이 옮기고 있다!

　만약 어떤 세포가 영양소를 흡수하지 못한다면 건강하게 활동할 수 없다. 장딴지의 근육세포에 영양이 가지 않으면 기력이 떨어져 걷거나 달릴 수 없을 것이다. 영양 상태가 더 좋지 않으면 근육 경련이 일어나기도 한다.

　그런데 노폐물이 몸 밖으로 배출되지 않을 때도 무서운 상황이 벌어진다. 땀이 나지 않거나, 대소변이 막힌 상황을 생각해보라. 독소를 배출하지 못하면 생명까지 위태로워진다.

대소변은 물론 방귀나 트림, 가래 모두 노폐물을 배출하는 중요한 과정이다. 노폐물들이 몸속에 있는 동안에는 조금도 더럽다는 생각이 들지 않지만, 일단 몸 밖으로 배출되면 눈살을 찌푸리게 된다. 아무튼 이렇게 필요 없는 것이 몸 밖으로 배출되기 때문에 우리는 건강을 유지할 수 있다. 이런 생각을 하면, 화장실 물을 내릴 때마다 '고마워~'라고 말하고 싶어질지도 모른다.

우리는 체액 덕분에 노폐물을 몸 밖으로 내보내고, 음식을 영양소로서 흡수한다. 우리의 몸은 한순간도 쉬지 않고 대단한 일을 하고 있다. 인체가 어쩌면 이렇게 훌륭하게 만들어졌는지 조물주에게 감사할 따름이다.

**핵심정리**

음식이 대소변이 되어 배출되는 것은 체액 덕분! 체액에 감사하자!

# 인체 구석구석을 순환하는
# 체액 3총사

이 책의 역할은 의사들이 어렵게 말하는 의학적인 내용을 쉽고 간단하게 설명하는 것이다. 지금까지의 설명을 통해 체액이 중요하며, 체액 덕분에 생명을 유지할 수 있다는 것을 대략적으로 이해했을 것이다.

이번에는 조금 더 자세하게 알아보자.

체액이란 '몸속에 있는 액체의 총칭'이다. 콧물이나 침 등도 체액이지만, 이 책에서는 '혈액', '림프액' 그리고 조금 낯설지만 뇌와 척수를 지키는 중요한 체액인 '뇌척수액'을 중심으로 그 생성 과정과 순환에 대해 설명하고자 한다. 이 책을 통해 관리할 수 있는 체액이 위의 세 가지이기 때문이다.

체액이 충분하고 그 기능을 제대로 하고 있다면 몸은 건강을 유지할 수 있다. 몸의 60% 이상을 점하는 액체가 온몸을 돌아다니며 영양소와 산소를 몸 구석구석까지 전달하고 노폐물과 이산화탄소를 몸 밖으로 배출하기 위해 바쁘게 움직이고 있다.

이렇게 몸 구석구석을 돌아다니는 기능을 담당하는 조직을 총칭해서 순환계라고 한다.

동맥　　　　　　　　　　정맥

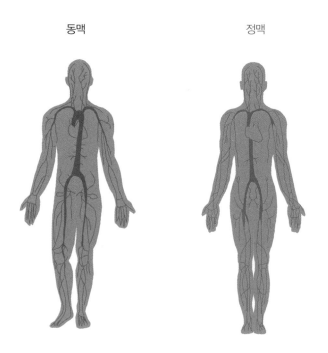

체액은 소화관(입~항문)에서 영양을 흡수해 호흡기계(코~
폐)와 배설계(콩팥~요도)로 전달하고 노폐물을 교환받는다.

그런데 이런 과정이 정상적으로 진행되기 위해서는 체액이
규칙적으로 온몸을 순환해야 한다. 이를 순환계라고 하는데,
체액이 흐를 수 있는 '관'과 압력을 가해주는 '펌프' 같은 기관
들로 이루어진다. 순환계에는 다음의 3가지가 존재한다.

첫째는 혈관계다. 혈액이 지나는 길인 혈관과 혈액을 순환
시키는 심장 등이 여기에 포함된다. 혈액은 심장이 가하는 압
력으로 동맥을 타고 온몸으로 퍼져나간다. 혈액은 모세혈관
에 도달해 세포에 영양분과 산소 등을 전해주고, 정맥을 거쳐
심장으로 복귀한다.

# 알쏭달쏭한
# 림프액과 림프계

두 번째 순환계로는 림프계가 있다.

혈관계와 달리 림프계는 림프관과 림프샘으로 이루어져 있고, 조금 독립적으로 존재한다. 림프관을 통해 흐르는 체액을 림프액이라고 부른다.

벌레 물린 곳이 가려워 긁다 보면 처음에는 피나 나오다가 점

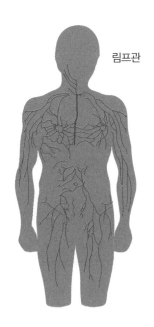

림프관

차 무색투명한 액체가 나온다. 그것이 바로 림프액이다. 그러면 림프액은 어떻게 만들어질까? 림프액을 알려면 일단 조직액이 무엇인지 알아야 한다. 지금부터 차근차근 알려주겠다.

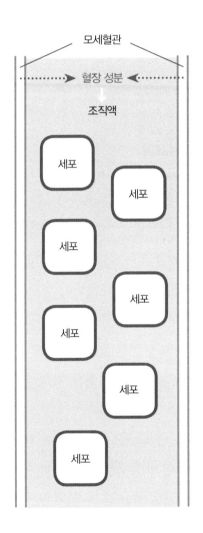

모세혈관

혈장 성분

조직액

세포
세포
세포
세포
세포
세포
세포

심장에서 보낸 혈액이 모세혈관에 도달하면, 모세혈관의 얇은 벽에서 혈액의 액상 성분인 혈장이 여과되어 모세혈관 밖(세포 사이)으로 퍼져나가게 된다. 이렇게 밀려 나온 혈장 성분이 조직액이다. 우리 몸속의 모든 세포는 이 조직액에 잠겨 있다고 이해하면 된다.

조직액은 세포에 산소와 영양소를 전달하는 한편, 세포의 대사 작용으로 만들어진 이산화탄

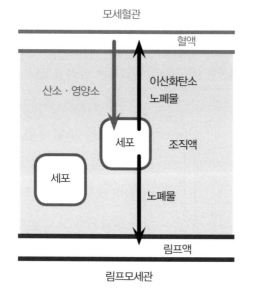

모세혈관

혈액

산소 · 영양소

이산화탄소
노폐물

세포

조직액

세포

노폐물

림프액

림프모세관

소와 노폐물을 받아들인다. 자신의 일을 마친 조직액은 90% 정도가 원래 왔던 모세혈관으로 돌아간다. 그런데 남은 10%, 약 2 *l* 정도의 조직액은 림프모세관에 흡수된다. 림프모세관의 막은 투과성이 매우 커서 박테리아 등의 병원체도 쉽게 통과할 수 있다. 림프모세관이 유해물질 전용 통로인 이유가 그것이다.

 림프모세관을 통해 림프계로 들어간 조직액을 '림프액'이라고 한다.

 림프액은 림프모세관에서 좀 더 두꺼운 림프관으로 흘러 들어간다. 이 흐름 중간 중간에 있는 '림프샘(임파선)'에서 유해물질이 파괴되거나 중화되는 과정을 거친다.

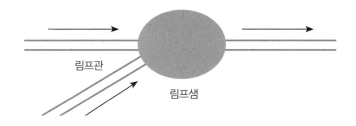

림프관

림프샘

**그런데 만약 림프액이 순환하지 못한다면 어떻게 될까?**

치우지 못한 노폐물이 쌓여서 막혀버린 배수구를 연상하면 된다. 싱크대의 배수구가 일주일, 이주일이나 막혀 있다고 생각해 보자. 고인 물은 점점 지저분해진다. 이 상태를 '악액질 cachexia'이라고 한다.

노폐물이 림프액 속에 축적되면 노폐물의 독소는 말할 것도 없고, 영양소가 세포로 전달되지 못해 개개의 세포는 영양실조 상태가 된다. 악액질은 암환자의 사망 원인 중 50% 이상을 차지하는데, 세포가 영양실조 상태가 되어 몸이 극도로 쇠약해지는 것이다.

반대로 세포에 충분한 영양이 공급되고 노폐물이 제거되면, 그 세포는 건강하게 유지된다.

림프액의 역할은 주로 노폐물을 옮기는 것이다.

노폐물(몸속 쓰레기) 회수와 운반이라는 작용은 정맥을 지나는 혈액과 마찬가지지만, 쓰레기의 크기가 다르다는 것이 큰 차이점이다. 림프관은 혈관으로 다 회수되지 못한 커다란 쓰레기를 운반한다. 또한 세균이나 바이러스 등을 림프관 중간에 있는 림프샘에서 여과해 유해물질로부터 인체를 보호하는 역할을 한다.

예를 들어보자. 감기에 걸려 목이 아플 때, 턱 아래쪽이나 목의 림프샘 부분이 붓고 동글동글한 응어리가 만져지는 것을 경험해 보았을 것이다. 이것은 림프샘 내에서 바이러스와 림프액이 싸우고 있다는 징표이다.

림프샘은 몸 전체에 800곳 이상이 있는데, 그중에서도 특히 빗장뼈 위쪽 목 부분, 겨드랑이, 서혜부, 무릎 뒤쪽에는 큰 림프샘이 있다. 건강한 상태라면 림프액으로 운반된 유해물질들은 림프샘에서 간단하게 제거된다.

문제는, 림프액에는 심장처럼 '펌프' 역할을 해주는 장치가 없다는 점이다.

펌프가 없기 때문에 림프액은 '천천히' 일정한 방향으로 흐르고 있다. 인위적으로 림프액을 조절할 수는 없다. 하지만 몸을 움직이거나, 마사지를 하거나, 심호흡을 함으로써 림프

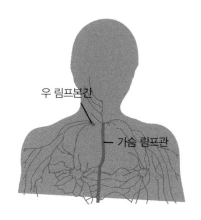

우 림프본간

— 가슴 림프관

액이 잘 순환하도록 도울 수는 있다.

림프샘을 통과한 림프액은 최종적으로 2개의 '림프본간'에 모인다.

오른쪽 상반신의 림프액은 길이 1~3㎝의 '우 림프본간'에, 왼쪽 상반신과 하반신의 림프액은 길이 35~40㎝의 '가슴 림프관'에 모이는 것이다. 마사지나 심호흡 등을 하면 심장의 펌프 역할처럼, 림프액을 림프본간으로 원활하게 흘려보낼 수 있다.

심호흡은 림프액을 가장 효율적으로 정화하는 방법이기도 하다.

그 방법에 대해서는 나중에 자세히 설명하겠다.

# 뇌척수액의
# 정체

세 번째 순환계는 '뇌척수액계'이다. 그런데 뇌척수액이란 말을 처음 들어본 사람도 있을 것이다.

뇌척수액은 머리뼈와 척추 안에 있는 체액으로 뇌와 척추를 지키는 역할을 하고 있다.

뇌척수액은 림프액처럼 무색투명하다. 약알칼리성으로 극히 소량의 세포(백혈구)와 단백질, 당을 함유하고 있는 매우 묽은 용액이다. 세포는 약 5개/㎣ 이하, 단백질은 15~45mg/㎗로 혈장 속 단백질 농도의 200분의 1에 불과하다.

당도 역시 50~80mg/dℓ로 혈당의 2/3 수준이며, 대부분 수분으로 이루어져 있다. 뇌척수액은 하루에 500㎖ 정도가 만들어지며, 뇌 속을 순환하고 있다. 뇌척수액이 채워져 있는 뇌의 용적은 약 120~150㎖이므로 하루에 3~4번 교체된다는 계산이 나온다.

뇌척수액은 자극으로부터 뇌와 척수를 보호하고, 뇌 속을 순환하며 영양을 공급하는 일 등을 하고 있다. 혈액계와 림프계에 이어 제3순환계라 불리는 이유이다.

뇌를 '포장용기에 들어있는 두부'로 비유하면 뇌척수액의 역할을 이해하기 쉬울 것이다. 포장된 두부를 벽에 던지면 속에 물이 있어서 두부가 바로 으깨지지 않는다. 이와 마찬가지로 머리를 벽에 세게 부딪쳐 머리뼈에 커다란 충격이 가해져도 '뇌척수액'이 완충제 역할을 해주기 때문에 뇌가 크게 다치지 않는다. 대단히 중요한 체액인 셈이다.

뇌척수액은 머리의 '뇌실'이라는 부분에서 만들어져 전용 통로로 이동한 다음, 최종적으로 정맥으로 들어가거나 림프액과 섞여 혈관계 또는 림프계로 흡수된다.

'물뇌증(수두증)'이라는 병명을 들어본 적이 있는가. 순환이 잘 안 되어 뇌 안에 뇌척수액이 고임으로써 뇌의 압력이 높아져 두통, 구토, 경련, 정신 증상 등 다양한 증상을 일으키는 질환이다. 또한 교통사고로 뇌척수액이 새어나가 후유증이 심각해지는 경우도 있다.

이처럼 뇌척수액은 잘 알려져 있지 않지만, 매우 중요한 '제3의 순환계'다. 소량이라도 뇌척수액이 늘어나거나 줄어들면 심각한 사태가 발생한다는 사실을 꼭 기억하자.

뇌척수액의 생산과 순환이 원활하지 않을 경우, 다음과 같은 증상이 나타난다.

- 피곤한 상태가 지속된다.
- 기력이 없다.
- 의욕이 생기지 않는다.
- 늘 나른하다.
- 몸이 무겁다.

뇌척수액의 존재도 잘 모르는 사람들은, 스스로 뇌척수액을 조절할 수 있다고 말하면 깜짝 놀란다.

하지만 분명 뇌척수액을 정상화시키는 방법이 존재한다.

바로 꼼지락 체조와 심호흡인데, 운동 방법과 효과에 대해서는 이후에 자세히 설명할 예정이다.

**핵심정리**

혈액, 림프액, 뇌척수액의 '세 가지 체액'이 건강의 열쇠이다.

# 혈액, 잘 알고 있다는 착각

조금은 생소한 뇌척수액과는 달리 '혈액'은 누구나 잘 알고 있다고 생각한다.

평상시엔 혈액의 존재를 의식하지도 않으며, 그다지 고마워하지도 않는다. 하지만 의외로 우리가 혈액에 대해 잘 모르고 있는 부분이 있다.

혈액은 동물의 중요한 체액으로, 온몸의 세포에 영양분과 산소를 전달하고 이산화탄소와 노폐물을 내보내고 있다.

사람의 혈액량은 체중의 약 1/13(남성은 약 8%, 여성은 약 7%)이다. 체중이 70kg이라면 약 5kg이 혈액인 셈이다. 혈액은 적혈구·백혈구·혈소판 등의 고체성분이 약 45%이고, 나머지는 액체성분(알부민, 글로불린, 콜레스테롤, 헤모글로빈 등)인 혈장이다. 혈장의 약 90%는 물이며, 이 속에 단백질, 당질, 지질, 전해질, 무기질, 산소, 비타민, 호르몬 등이 용해되어 있다.

어릴 때는 진신의 골수에서 혈액이 만들어지지만, 성인이 되면 체간 이외의 골수는 조혈능력이 사라진다. 성인의 피는 흉골, 조골, 척추, 골반 등에서 만들어진다. 특히 골반을 구성하는 엉덩뼈(장골)에는 조혈세포가 많아서 **혈액의 절반 이상이 엉덩뼈에서 만들어지고 있다.**

혈액의 주요 기능은 다음과 같다.

- 면역 기능
- 산소와 이산화탄소의 운반
- 호르몬 운반(온몸의 정보 전달)
- 당, 지질, 아미노산, 단백질 등의 에너지원 운반
- 체온, 체액의 삼투압 및 pH 조절
- 각 조직에서 만들어진 대사 산물을 폐와 콩팥 등의 배설기관으로 운반 등

이처럼 여러 가지 중요한 역할을 하고 있는 혈액이지만, 심장이 알아서 잘 순환시키고 있기 때문에 굳이 혈액의 '순환'에 대해 생각하지 않고 살 수 있다. 하지만 여기서 다시 한 번 짚고 넘어가야 할 것이 있다.

심장에서 나가는 혈관인 동맥은 심장이 펌프 작용을 해주지만, 심장으로 들어가는 혈관인 정맥에는 펌프가 없다는 사실!

그렇다면 혈액은 어떻게 심장으로 돌아갈까?

정맥의 **펌프 역할**을 해주는 것이 바로 장딴지의 근육이다. 또한 장딴지 근육의 대부분은 발바닥으로 연결되어 있어서 발바닥의 근육운동도 중요하다. 결국 혈액순환의 핵심은 '**장딴지부터 발바닥까지**'에 있다. 혈액이 심장으로 되돌아가는 과정이 원활하지 않으면 부종 등의 증상이 나타난다.

**핵심정리**

동맥에는 심장이라는 펌프가 있지만 정맥에는 펌프가 없다!

# 장딴지는
# 제2의 심장

장딴지 근육을 움직이면 정맥의 혈액은 심장으로 되돌아가게 할 수 있다. 그래서 장딴지와 발바닥을 '제2의 심장'이라고 한다.

운동을 통해 근육이 수축하면, 근육 사이에 끼어 있는 정맥은 발에 밟힌 호스처럼 압력을 받게 된다. 그 힘에 의해 혈액이 심장으로 돌아가는 것이다. 정맥은 중력

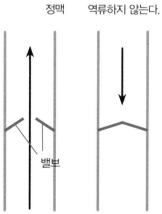

정맥

밸브가 있어서
역류하지 않는다.

밸브

을 거스르고 위쪽으로 향하는 것이므로, 적당한 압력이 없으면 역류하게 된다. 그래서 정맥에는 역류를 방지하기 위한 장치, 즉 '밸브'가 있다.

그런데 긴 시간 동안 의자에 앉아 장딴지를 사용하지 않으면, 이 밸브에 과부하가 걸리게 된다. 밸브 부근에 혈액이 가득 고이면 그것이 혈관 벽을 옆으로 밀어내면서 피부 아래 거무칙칙한 혹이 생긴다. 이런 증상을 정맥류라고 한다. 혈관이 본래의 두께보다 확장되어 혈관 벽을 감싸는 신경이 자극을 받게 되므로 통증도 발생한다.

장시간 앉아서 일하는 사람이라면 의식적으로 자주 일어나 움직여주거나 장딴지를 가볍게 마사지해야 한다. 장딴지 운동은 림프액의 순환에도 중요하다. 혈액과 마찬가지로 펌프가 없는 림프액 역시 장딴지 운동으로 밀려 나가는 효과가 있기 때문이다.

이처럼 장딴지는 몸의 중심에서 먼 곳에 있지만, 순환계를 원활하게 해주는 대

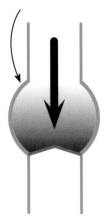

밸브 부근에 혈액이 가득 고이면 정맥류가 된다.

활약을 하고 있다.

장딴지를 자극할 때는 심호흡을 같이 해주면 아주 효과적
이다.

장딴지 운동은 이후에 자세하게 설명하겠다.

**핵심정리**

체액의 원활한 흐름을 위해서는 '장딴지'가 매우 중요하다.

# 뇌척수액을 순환시키는 '꼼지락 체조'

이 책에서 소개하는 '꼼지락 체조'와 '심호흡'은 무척 간단하지만 뇌척수액의 순환에 큰 도움이 된다. 그리고 체액의 '숨겨진 대장' 격인 뇌척수액의 순환이 원활해지면 동시에 혈액과 림프액의 순환도 좋아지게 된다. 결국 꼼지락 체조와 심호흡은 '3가지 체액'을 모두 자극해서 순환을 원활하게 해준다.

이전까지 정체되어 있던 림프액이나 혈액의 순환이 좋아지면 몸의 '틀어짐'도 바로잡을 수 있다. 이 책에 소개된 꼼지락 체조와 심호흡을 하면, 체액순환이 좋아지고 몸의 틀어짐이 바로잡히는 일석이조의 효과를 얻을 수 있다.

그런데 체액순환이 좋아지면 왜 '틀어짐'이 개선될까?

맨 처음에 설명했던 체액순환의 이미지를 떠올려보자. 체액 순환이 안 되어 노폐물로 막힌 배수구는 몸을 틀어지게 하고, 틀어짐은 통증이나 결림으로 나타난다. '막힌 배수구'가 뚫리면 몸의 틀어짐도 개선되고 통증도 사라진다. 단, 개인에 따라 호전 속도는 다를 수밖에 없다.

중요한 것은 꼼지락 체조와 심호흡을 꾸준히 하는 것이다.

**핵심정리**

체액순환이 좋아지면 몸의 틀어짐도 바로잡을 수 있다!

# 2장

# 몸은 '액체'로
# 연결되어 있다

# 몸은
# '물풍선'같은 것

이미 얘기했듯이 체액은 성인 몸의 60% 이상을 차지하고 있다.

말하자면 '출렁출렁한 액체 상태'이다.

체액도 결국은 '액체'이므로, 그것이 넘치지 않도록 감싸는 '막'이 필요하다. 그 막이 바로 '피부'다. 우리 몸은 피부라는 소재로 만들어진 '물풍선'이라 할 수 있다.

그리고 그 커다란 물풍선 안에 부위 별로 '~~강'이라는 이름이 붙은 작은 풍선이 들어 있다. 두개강에는 뇌경질막에 감싸인 뇌척수액과 뇌가, 흉강에는 폐가, 복강에는 내장이 들어 있다고 이해하면 된다.

　인간의 몸은 피부로 감싸진 커다란 물풍선 안에 작은 물풍선이 들어 있고, 작은 물풍선이 제대로 기능해서 생명활동을 유지하도록 설계되었다.

　'인간의 몸은 무엇인가?'라는 질문의 대답은 이렇다. **피부로 덮인 물속에 인간으로서 살아가는 데 필요한 요소가 일정한 질서를 유지하며 두둥실 떠있는 것! 그래서 어딘가가 아프거나 불편할 때는 절대 그 부위만 보아서는 안 된다. 물풍선 전체의 균형을 잡아주어야 하는 것이다.**

---

**핵심정리**

아픈 부위만 보아서는 안 된다. 몸이라는 물풍선 전체의 균형이 중요하다!

# 만성 두통,
# 3개월 만에 해결되다

지금도 우리의 몸속에서는 혈액, 림프액, 뇌척수액, 이 세 가지 체액이 힘을 모아 생명활동을 이끌어가고 있다.

과거에는 체액 순환을 좋게 하려면 운동을 해야 한다는 주장이 설득력을 얻었다. 하지만 최근에는 반드시 운동이 필요한 것은 아니라는 의견이 대세다. 특히 '뇌척수액'의 생산과 순환을 좋은 상태로 유지하면 모든 체액의 순환이 놀라울 정도로 원활해진다는 사실이 밝혀졌다.

과거에 나는 심한 두통을 앓았었다.

거의 매일 두통에 시달렸다고 해도 과언이 아니다. 특히 갱

년기가 시작된 40대에는 더욱 심했다. 아침에 일어나서 두통이 있으면 곧바로 약을 먹거나 그대로 다시 자야 했다. 그렇게 하지 않으면 시간이 흐를수록 두통이 점점 심해졌기 때문이다.

하지만 머리가 아플 때마다 계속 잠을 잘 수는 없는 노릇이었다. 남은 선택지는 하나, 진통제였다. 진통제를 계속 복용한 결과, 온몸이 가려워 잠을 잘 수 없었고 결국 병원에 가서 중증 빈혈이라는 진단을 받았다.

이렇게 몸 상태가 엉망이었던 내가 꼼지락 체조를 시작한 지 3개월 만에 두통이 완전히 사라졌다. 과도한 업무로 몸이 좀 이상하다 싶은 날엔 잠들기 전에 꼼지락 체조를 하면 그걸로 충분했다.

결국 나의 두통은 체액순환 장애가 원인이었다. 만약 만성적으로 몸의 불편함을 느끼는 사람이 있다면 체액을 원활하게 순환시켜 물풍선이 틀어지지 않은 상태를 만들어야 한다. 그 효과는 신기할 정도이다.

두통을 호소하는 사람에게 체액순환을 위해 운동을 하라고 해봤자 한발 내딛을 때마다 지끈지끈 욱씬욱씬 머리가 아프기 때문에 실효성이 없는 조언이다. 하지만 **체액순환을 좋게 하는 꼼지락 체조**는 곧바로 시도할 수 있다. 만성적인 두통에 시달리고 있는 사람들에게 꼼지락 체조와 심호흡을 적극 추천한다.

---

**핵심정리**

몸을 움직이기 힘든 상태라도 꼼지락 체조와 심호흡은 할 수 있다!

# 부모님 어깨를
# 주물러 드리면 불효?

가끔 효심으로 부모님의 뭉친 어깨를 주물러 드릴 때가 있을 것이다. 하지만 주무르는 것은  생각보다 큰 효과가 없다. 어깨가 뭉쳤을 때는 '위팔 뒤쪽'을 눌러주는 것이 훨씬 효과적이다.

미용실 같은 곳에서 서비스로 어깨를 마사지해줄 때가 있는데, 심하게 뭉친 상태가 아닐 때는 기분 좋게 느껴진다. 하지만 어깨가 심하게 뭉쳤을 때는 기분 좋게 마사지를 받았는데 집에 돌아온 후, 머리가 지끈거리거나 속이 메스꺼운 경우가 있다.

**뭉친 어깨를 마사지한다는 것은 썩은 늪을 휘젓는 것과 같다.** 고여 있는 썩은 물을 휘젓는 동안에는 기분 좋게 느껴진다. 하지만 그 휘저은 물이 하수도로 흘러가지 못한다면 어떻게 될까. 썩은 물은 결국 다시 원래의 장소에 침전한다. 여기서 썩은 물이란 노폐물을 의미한다. 마사지를 받은 후, 속이 좋지 않거나 오히려 상태가 나빠지는 것은 이런 이유이다.

마사지를 배운 미용사도 가끔은 실수를 한다. 하물며 일반인의 경우는 함부로 주무르는 것보다 노폐물 배출에 더 신경을 쓰는 것이 좋다.

가족에게 마사지를 해줄 때는 보통 의자에 앉은 채 한다. 하지만 의자에 앉으면 아무래도 몸 어딘가가 긴장하거나 방어 자세를 취하게 되고, 무의식적으로 아프면 도망가려는 준비도 하게 된다. 그래서 **마사지를 해줄 때는 이불을 펴고 눕게 한 상태에서 하는 편이 효과적이다.** 마사지를 받는 사람이 편하게 힘을 뺄 수 있기 때문이다.

그런데 누워 있는 사람은 힘을 뺄 수 있지만, 마사지하는 쪽은 불편한 자세가 된다. 그래서 손으로 하기보다 발로 밟아주는 것이 좋다.

이 방법은 특히 어깨 결림에 효과가 뛰어나다. 어깨를 전혀 건드리지도 않고 선 채로 밟기만 하면 되기 때문에 텔레비전을 보거나 대화를 하면서 편하게 할 수 있다. 마사지 부위는 겨드랑이부터 팔꿈치 라인이다. 이 부분을 마사지하면 고여 있던 혈액과 림프액을 순환시킬 수 있다. 방법도 아주 간단하다.

등 쪽에서 봤을 때

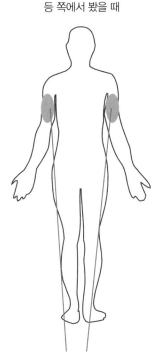

엎드리게 한 후
이곳을 발바닥으로
밟아 마사지한다!

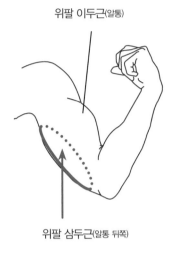

위팔 이두근(알통)

위팔 삼두근(알통 뒤쪽)

**진단 포인트 ⇨ 위팔 삼두근!**

이 근육은 위팔 뒤쪽에 있다.

이곳은 애초에 통증이 없는 부위여서 '정말로 여길 마사지하는 게 효과가 있을까?'란 의심이 들 것이다. 하지만 2~3분 밟다 보면 위팔 중앙에서 '딱딱한 연필 같은 응어리'가 가로로 길게 이어져 있음을 알 수 있다. 이 힘줄이 위팔 삼두근 힘줄이다.

위팔 삼두근은 흔히 말하는 '알통'과 대비되는 근육이다. '근육'이라고 하면 먼저 알통을 떠올리는 사람들이 많다. 체조선수의 팔을 보면 엄청나게 큰 알통이 드러난다. 그 알통 근육이 바로 위팔 이두근이다.

**그리고 위팔 이두근을 뒤에서 조절하는 근육이 위팔 삼두근이다.**

만약 위팔 이두근만 있다면 그곳에 갑자기 힘을 주었을 때 주먹이 뜻하지 않은 방향으로 나가게 된다. 그렇게 되지 않도록 알통의 수축 정도를 능숙하게 조절하는 것이 삼두근이다.

팔을 사용하는 모든 동작을 하는 동안 위팔 삼두근은 긴장하고 있다. 하지만 늘 뒤에서 조절하는 역할이기 때문에 눈에 띄지 않고, 사람들이 의식하지도 못한다. 때문에 방치되는 것이다.

오랫동안 방치해둔 근육이 뭉치지 않을 리가 없다. 마치 앞에 선 아버지를 뒤에서 받쳐주는 어머니와 같은 존재인 삼두근은 팔을 사용해서 작업하는 동안, 미묘하게 힘이 들어간 상태를 유지한다. 긴 시간 동안 가벼운 자극이 지속되면 근육은 지친다. 힘줄이 굳는 것이다.

이 힘줄의 위치를 잘 모르겠다면 알통 뒤(그림 참조)의 안쪽에 감춰져 있다고 생각하면 된다. 이곳에 지방과 셀룰라이트가 쌓이면 피의 흐름이나 림프액의 순환이 나빠진다. 가족과 함께 산다면 서로가 발바닥으로 마사지해주는 시간을 정기적으로 갖도록 하자.

**마사지하는 시간은 한쪽 팔에 10분씩**을 기준으로 한다. 처음에는 깜짝 놀랄 정도로 아프다가 통증이 희미하게 느껴질 즈음이 끝낼 시점이다.

# 요통의 원인도
# 체액 정체

만성적인 요통이 있거나 허리를 삐끗했을 경우, 그 통증에만 신경 써서는 안 된다. 역시 체액순환이 잘 안 되고 있는 것이다. 그렇다면 체액이 어디에서 정체되면 허리에 통증을 느끼게 될까? 그곳은 서혜부(흔히 말하는 비키니 라인)이다.

요통이 있거나 허리를 삐끗한 사람, 허리가 무거운 사람이라면 반드시 딱딱해지는 근육이 있다. 만져보면 놀랄 정도로 딱딱하게 굳어 있다. 사람들은 허리가 아프면 직접적으로 그 아픈 '허리'를 주무르고 파스를 붙인다. 하지만 포인트는 다른 곳에 있다.

바로 **다리의 내전근군**(內轉筋群, 모음근), **쉽게 말해 넓적다리의 안쪽**
**근육**이다.

노폐물이 곳곳에 고여 있어 순환이 되지 않으면 우리는 '몸
이 무겁다, 나른하다.'고 느낀다. 이 상태를 무시하면 썩은 물
이 점점 고이게 되어 서서히 둔통이 느껴진다. 이것이 요통의
첫 번째 원인인 경우가 많다. 이런 경우 체액순환을 원활하게
해주는 자세를 취하는 것만으로도 요통이 사라진다.

그렇다면 체액은 왜 제대로 순환하지 못하는 걸까.
예전에는 대부분의 사람들이 농업이나 어업 등 '1차 산업'
에 종사했다. 몸을 사용해서 일을 했기 때문에 특별히 의식하
지 않아도 체액순환이 원활하게 이루어졌던 것이다.
그런데 현대인은 몸을 움직일 일이 거의 없다. 과격한 노동
이나 운동으로 인해 요통이 발생하는 것이 아니라, 체액순환
장애가 원인이다. 많은 사람들이 이런 사실도 모른 채, 만성
요통에 시달리고 있다.

**서혜부에 있는 림프샘**에서 림프액의 흐름이 나빠졌음을 어떻
게 알 수 있을까.

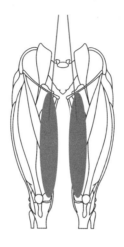

대퇴부 내전근군
(넓적다리 안쪽 근육)

**진단 포인트** ⇨ **대퇴부 내전근군**(넓적다리 안쪽 근육)이다. 이 근육이 딱딱하게 굳은 경우에는 대체로 허리가 무겁거나 생리통이 있다. 자주 허리를 삐는 경우라면 완전히 응어리가 질 정도로 굳어 있을 것이다.

장·노년층이라면 더욱더 이 근육이 힘없이 흐물흐물해지지 않도록 해야 한다. 그럴 경우 골반 기저근의 힘까지 약화되기 때문이다.

이곳을 가족끼리 서로 밟아주면 효과적이다. 옆으로 눕게 한 후, 안쪽 허벅지를 천천히 밟아준다. 요령은 앞쪽에서 밟는 것이다. 그렇게 하면 나쁜 자세로 인해 틀어진 넓적다리 안쪽 근육이 원래의 위치로 되돌아간다.

**대퇴부 내전근군은 의식하지 않으면 평상시에는 전혀 사용하지 않는 근육이다.** 특히 등을 굽히고 있거나 무릎 사이를 벌리는 자세를 취하는 등의 나쁜 자세를 가진 사람들은 거의 사용하지 않는다. 또한 **고령일수록 사용하지 않는 경향이 있다.**

자신이 이 근육을 사용하고 있는지 아닌지를 알 수 있는 간단한 방법이 있다. 바로 '한 발 서기'이다. 한 발로는 균형을 잡기 어렵다면 이 근육을 정상적으로 사용하지 않고 있다는 증거이다.

앞에서 보았을 때

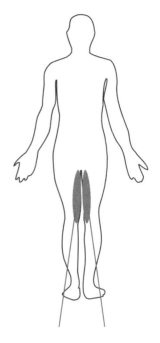

옆으로 눕게 한 후
이곳을 발바닥으로 밟아서
마사지 한다!

사람들은 셀룰라이트가 붙기 쉬운 대퇴부 바깥쪽 근육에만 신경을 쓴다. 그러나 사실은 안쪽 근육이 **바른 자세를 유지하고 건강한 다리를 만드는 중요한 역할**을 하고 있다. 무릎 뒤부터 하복부로 뻗어 있는 혈관과 림프관, 신경 등의 순환은 모두 대퇴부 내전근군의 보호를 받고 있다.

　내전근군이란 '대내전근, 장내전근, 단내전근'을 포함한다. 일반인이라면 각각에 대해 구체적으로 알 필요는 없다. **그저 대퇴부 안쪽 근육을 잘 풀어주면, 골반 주변의 혈액과 림프액의 흐름이 좋아져 요통이 크게 개선된다고 이해하면 된다.**
　특히 체액순환의 장애로 생긴 요통은 이 마시지로 확실하게 효과를 얻을 수 있다. 허리가 무겁고, 자고 난 후에도 피로가 풀리지 않고, 가만히 앉아 있는 것도 힘들다면 꼭 한 번 시도해보자.

# 골반 틀어짐을 알아보는
# 셀프 테스트

골반이 틀어졌다고 하는 것이 어떤 상태일지 짐작이 가는가?

본래 골반은 깔때기 모양이니, 비뚤어진 깔때기 모양을 연상하면 된다. 골반대니 장골릉선이니 하는 전문적인 용어까지 알 필요는 없다.

골반이 틀어지면 서혜부(깔때기) 아래쪽을 지나는 혈관과 림프관의 순환이 원활하지 못하게 된다. 서혜부는 '고관절(엉덩 관절)' 부분이다. 여기서 잠시 관절에 대해 공부하고 넘어가자.

관절은 한자로 '관계할 관(關)에 마디 절(節)'을 쓴다. 몸의 각 부위가 맞닿아 연결되어 있는 '경계'로, 체액 입장에서는 통과해야 하는 '관문' 같은 곳이다. 관문을 지나지 못하면 내부 장기로의 출입이 불가능하다. 중요한 것은 이 관문에 림프샘이 집중되어 있다는 것이다. 림프샘은 이미 설명했듯이 림프액에 섞여 들어온 바이러스나 유해물질을 제거하는 곳이다.

예를 들어 감기에 걸려 열이 날 때는 목 옆쪽과 귀 아래 부분에 동글동글한 멍울이 만져진다. 그곳에서 바이러스와 림프구가 결전을 벌이고 있고, 림프샘이 바이러스를 해치워 앞으로 나아가지 못하게 하고 있다는 징표이다. 다리에 상처를 입어 세균이 침입하면 서혜부에 동글동글한 멍울이 생기는 것도 같은 이치다.

이렇게 중요한 작용을 하는 '관문'이 유사시에 제대로 작용할 수 있게 하려면, 평상시에는 자유로운 상태로 편하게 해주어야 한다. 그런데 우리가 평상시에 '나쁜 자세'를 취하고 있다고 해보자. 이 관문에 해당하는 **관절에 뒤틀린 힘을 가하고 있는 것이다.**

서있을 때는 똑바로 선 자세가 몸에 무리가 없는 좋은 자세이다.

만약 아랫배를 앞으로 내밀고 등은 구부정한 상태에서 턱을 내밀고 서 있으면, 허리가 아프고 어깨가 뭉치게 된다. 허리가 아픈 이유는 고관절에 힘이 지나치게 가해지기 때문이

치골 옆. 비키니라인 아래에
움푹 들어간 곳을
'대퇴삼각'이라고 한다.

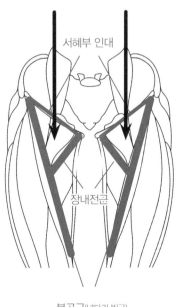

서혜부 인대

장내전근

봉공근(넙다리 빗근)

다. 서혜부가 압박되면 하반신의 혈액과 림프액이 위로 되돌아가지 못해 허리가 짓눌리듯 무겁게 느껴진다.

턱을 내미는 자세는 목과 머리를 잇는 혈관과 림프관에 압박을 가해 어깨를 뭉치게 한다. **똑바로 서 있기만 해도 체액은 관문에 해당하는 관절을 큰 어려움 없이 통과할 수 있다.** 그러나 자세가 틀어지면 관절에 압박이 가해지고 흐름이 막혀 체액순환 장애가 발생한다. 관문(관절)을 통과하는 호스가 찌그러져 있다고 이해하면 된다.

앉는 자세도 마찬가지다.

나쁜 자세로 긴 시간 동안 사무, 공부, 운전, 텔레비전 시청, 게임 등을 하게 되면, 서 있는 자세 이상으로 관절이 부자연스럽게 압박된다. 관절을 통과하지 못한 체액은 점점 고이게 되고, 입자가 아주 작은 혈액 성분인 혈장이 혈관과 림프관에서 비어져 나와 피하에 쌓이게 된다. 이것이 부종의 정체다.

다리에서 올라오는 혈액과 림프액은 서혜부의 전용통로인 대퇴삼각(그림 참조)을 지나 하복부로 들어간다. 대퇴삼각은 하복부와 다리의 출입구에 해당하는 부분이다. 골반이 틀어져

이 부분이 뒤틀려 있으면, 혈관과 림프관은 수도의 호스를 밟고 있는 상태가 되어 순환이 저해되는 것이다.

자신의 골반이 똑바른지 틀어졌는지 알 수 있는 간단한 방법이 있다.

진단 포인트 ⇨ 궁둥뼈(좌골)의 높이 확인!
수건을 세 번 접은 후, 그것을 좌우 궁둥뼈 아래에 차례로 넣어보면 된다.

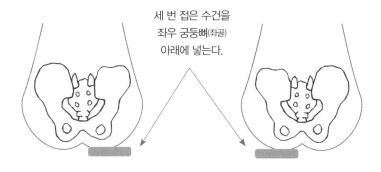

세 번 접은 수건을
좌우 궁둥뼈(좌골)
아래에 넣는다.

오른쪽 엉덩이 밑에 수건을 넣었을 때 안정적이라면 오른쪽 엉덩뼈가 뒤로 기울어져 있는 상태다. 왼쪽에 수건을 넣었을 때 안정적이라면 왼쪽 엉덩뼈가 뒤로 기울어져 있는 것이다.

대부분의 경우, 오른쪽에 수건을 넣었을 때 안정적이다. 자신이 어느 쪽에 수건을 넣었을 때 안정적인지를 알면 그쪽에 수건을 넣어두는 생활을 습관화하면 골반 틀어짐을 줄일 수 있다. 오랜 시간 책상에 앉아 일하거나 장시간 운전을 하는 사람들에게 특히 추천한다. 물론 밤에는 꼼지락 체조를 해서 체액의 순환을 원활하게 해주어야 한다.

# 노란 수건의
# 효과

궁둥뼈 아래에 수건을 넣는 것이 귀찮게 느껴질 수도 있다. '내일부터 해야지~'라고 미루는 사람도 분명 있을 것이다.

하지만 그 '내일'은 영원히 '내일'이 된다. 모처럼 책을 통해 지식을 얻었어도 행동하지 않으면 어제와 조금도 다르지 않은 '오늘'이 이어진다. 골반을 좋은 상태로 만들겠다고 결심했다면 환경을 바꿔보자. **곳곳에 수건을 놓아두는 것이다.** 거실, 식탁, 의자, 차 안, 직장의 책상에는 반드시 놓아두어야 한다. 그리고 가방 안에도! 사람은 좀처럼 습관을 바꾸기 힘든 동물이라 이 정도는 해두어야 변화가 생긴다.

**평상시처럼 차에 탔는데 노란 수건이 놓여 있다!**

'아, 맞다! 건강에 좋은 자세를 만들기로 했었지.' 하고 떠올린다.

**출근했는데 책상 위에 노란 수건이 놓여 있다!**

'아, 맞다! 건강에 좋은 자세를 만들기로 했었지.' 하고 떠올린다.

**식탁에 앉으려는데 노란 수건이 놓여 있다!**

'아, 맞다! 건강에 좋은 자세를 만들기로 했었지.' 하고 떠올린다.

**소파에 앉아 드라마를 보려는데 또 노란 수건이 놓여 있다!**

'아, 맞다! 건강에 좋은 자세를 만들기로 했었지.' 하고 떠올린다.


무의식적으로 실행할 수 있을 정도가 되어야 습관이다.

처음엔 노란 수건을 통해 싫어도 의식하게 만들다 보면, 어느새 무의식이 되고 습관이 된다. 물론 반드시 노란색이어야 할 필요는 없다.

힘이 솟는 빨강이든 마음이 안정되는 초록이든, 자신이 좋아하는 색의 수건을 곳곳에 놓아두면 조건반사적으로 자세를 의식할 수 있다. 의무감이 아니라 즐겁게 할 수 있는 다양한 아이디어를 생각해보자.

이렇게 노력하면 점차 습관으로 정착된다. 그 기간은 빠르면 3개월, 보통은 6개월이다. 지금까지 실천해본 많은 사람들을 통해 증명된 수치이니 믿어도 좋다. 건강한 노후를 위해, 아니 선강한 내일을 위해, 부디 한발 내딛어보자.

# 우리가 깊은 숨을
# 못 쉬는 이유

 

 

'심호흡과 갈비뼈? 심호흡과 체액순환? 그게 무슨 상관이
람?'

많은 사람들이 이런 의문을 가질 것이다. 하지만 아주 밀접
한 관계가 있다. 호흡, 특히 심호흡은 뇌척수액의 생산과 순환에
크게 관여하고 있다.

- 계단을 뛰어 올라가면 숨이 차다.
- 어깨를 위아래로 움직이지 않으면 좀처럼 평상시의 호
  흡으로 돌아오지 않는다.
- 가슴 부분에 통증이 있다.

특히 육아와 가사에 쫓기는 생활을 하는 여성들은 이런 증상을 흔하게 겪게 된다. 이런 여성들에게 크게 심호흡을 해보라고 하면 스스로 깜짝 놀란다. **어느새 자신의 호흡이 많이 얕아져 있음을 깨닫게 되기 때문이다.**

자, 지금부터 테스트를 해보자.

초침이 있는 시계를 준비하고 약 20초(들숨의 4배) 동안 입으로 숨을 내뱉어보자.

만약 어깨 부근이 걸리거나, 20초 동안 숨을 뱉어내지 못한다면 위험신호다! 당신의 **갈비뼈가 본래의 기능을 못하게 되었다**고 볼 수 있다. 다시 말해 '가슴'이라는 물풍선이 제대로 움직이지 않는다는 의미다.

본래 갈비뼈는 블라인드처럼 위아래로 움직이는 것이다.

블라인드를 올리면 가슴이 넓어지고 많은 숨이 들어온다. 블라인드를 내리면 가슴이 좁아지고 숨을 계속해서 토해낼 수 있다. 그런데 갈비뼈가 움직이지 않으면 갈비뼈 아랫부분에 찰싹 달라붙어 있는 횡격막도 움직이지 않는다. 심호흡을 하려면 이 횡격막이 움직여야 한다.

갈비뼈가 움직이지 않게 되면 저절로 호흡이 얕아진다.

정상적으로 호흡을 해야, 폐에 충분한 산소를 공급하고 이산화탄소를 제대로 배출할 수 있다. 설령 체액이 원활하게 순환하고 있더라도, 이런 상태에서는 세포가 필요로 하는 만큼의 산소를 공급할 수 없다는 의미이다. 그러나 절망할 필요는 없다.

**이 역시 꼼지락 체조와 심호흡으로 개선할 수 있다.**

# 어깨 결림이 풀어지는
# 스트레칭 4가지

어깨관절은 어깨뼈와 위팔뼈가 이어지는 부분으로, 흔히 말하는 겨드랑이를 가리킨다.

오십견이나 심한 어깨 결림으로 한밤중에 잠이 깨는 사람 중에는 이 어깨관절이 제대로 움직이지 않는 경우가 많다. 어깨관절 부분은 '완신경총(腕神經叢, 팔 신경얼기)'이라고 하는 신경 다발과 팔 쪽으로 가는 혈관과 림프관이 지나가는 통로이다. 체액순환의 핵심이 되는 부분 중 하나인 것이다. 림프 마사지에서 '겨드랑이'가 중요하다는 말을 들어본 적이 있을 것이다. 이곳이 바로 완신경총이다.

어깨 결림이 만성화되면 겨드랑이에 갓 찐 떡을 끼워둔 느낌이 든다.

무릎 뒤에 혹이 생긴 사람을 본 적이 있을 것이다. 그런 덩어리가 겨드랑이에 생겼다고 이해하면 된다. 그 덩어리의 정체는 뭘까? 노폐물이 흘러나가지 못해 웅덩이가 되고, 웅덩이에 노폐물 가운데 입자가 큰 것이 고여 있는 상태이다. 이런 경우 어깨 결림은 당연한 것이고, 항상 어깨 주변이 불편하다. 심해지면 이명이나 두통, 어금니 통증 등도 발생한다.

어깨관절이 움직이지 않게 되는 상태는 다음과 같은 과정을 거쳐 일어난다.

어깨뼈의 움직임이 나빠진다. → 어깨 결림이 만성화 된다. → 어깨에 체중을 실어 취침하는 일이 일상화 된다.

이 '일상화'가 일정 기간 이상 지속되면 한밤중에 잠에서 깰 정도의 '야간통'이 된다. 이렇게 단계적이고 만성적으로 악화된 관절은 쉽게 낫지 않는다. 하지만 방법이 없지는 않다. 비록 시간은 걸리지만 확실하게 효과를 볼 수 있는 방법이 있다. 이 정도까지 나빠졌다면 중증이므로, 건강을 회복하기 위해서는 충분한 시간과 공을 들여야 한다.

지금부터 어깨뼈 스트레칭 방법 4가지를 소개하겠다.

# 어깨뼈 스트레칭①

등은 굽히지 않고 똑바로!

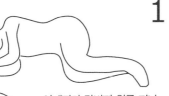

어깨뼈가 갈비뼈 위를 지나
바닥으로 이동.

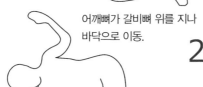

**1** 오른쪽을 아래로 향하게 옆으로 누운 후, 두 다리를 90°로 구부리고 등은 곧게 편다. 오른쪽 손바닥은 천장을 향하게 하고 왼쪽 손바닥을 그 위에 겹쳐 놓는다.

**2** 그대로 왼손을 천천히 벌린다. 왼팔의 무게만으로 왼쪽 어깨뼈가 바닥으로 내려가는 것을 느낀다.

90초 동안 이 자세를 유지한 후 힘을 뺀다. 다시 천천히 되돌리고 30초 쉰 뒤, 반대쪽을 스트레칭 한다.

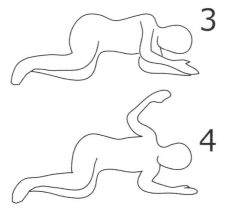

**3** 왼쪽을 아래로 향하게 옆으로 누운 후, 두 다리를 90°로 구부리고 등은 곧게 편다. 왼쪽 손바닥은 천장을 향하고 오른쪽 손바닥을 그 위에 겹친다.

**4** 그대로 오른손을 천천히 벌린다. 오른팔의 무게만으로 오른쪽 어깨뼈가 바닥으로 내려가는 것을 느낀다.

# 어깨뼈 스트레칭②

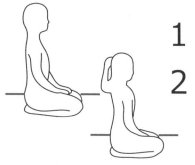

**1** 벽에서 40㎝ 정도 떨어진 곳에 벽과 평행이 되게 정좌한다.

**2** 왼팔을 어깨 높이로 올리고, 팔꿈치를 직각으로 굽힌 채 왼쪽 가슴을 열어준다.

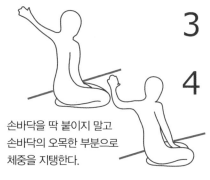

손바닥을 딱 붙이지 말고
손바닥의 오목한 부분으로
체중을 지탱한다.

**3** 어깨보다 40㎝ 정도 위쪽 약간 뒤로 왼팔을 뻗어 손바닥을 벽에 대고 자신의 체중을 맡긴다

**4** 체중을 맡긴 채 팔꿈치를 천천히 안쪽으로 돌리는 느낌으로 10회 회전한다. 기분 좋게 느껴지는 속도로 하며, 밀거나 탄력을 이용하지 않고 천천히 하는 것이 효과적이다.

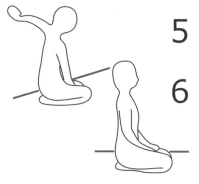

**5** 계속 체중을 맡긴 채 팔꿈치를 천천히 바깥쪽으로 돌리는 느낌으로 10회 회전한다. 횟수는 얼마든지 늘여도 좋다.

**6** 천천히 처음의 자세로 돌아간 후, 몸에 힘을 풀고 심호흡 3회를 한다. 오른팔도 똑같이 실시한다.

이 동작을 한 달 정도 연습하면 딱딱한 껍질을 벗은 듯 어깨가 아주 가볍게 느껴질 것이다. 운동이 아닌 스트레칭이므로, 어깨가 불편하다고 느껴질 때마다 자주 하는 것이 좋다.

그리고 이참에 잠자는 방법도 바꿔보자. 옆으로 누워 어깨뼈로 자는 방법이다.

어떤 자세인지 언뜻 이해가 되지 않는다면, 이린아이가 자는 모습을 관찰해 보자. 아이가 베개 없이 옆으로 누워 잘 때는 '어깨뼈'에 체중을 싣는다. 그런데 대부분의 성인들은 몸이 굳어짐에 따라 점점 '어깻죽지'에 체중을 싣는 자세가 된다. '어깻죽지로 자는' 것이 무엇인지 그림으로 확인해보기 바란다.

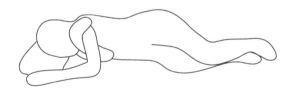

어깻죽지를 바닥에 대고 자면 겨드랑이가 체중의 압박을 받는다. 겨드랑이에 항시적인 압박이 가해지면 어깨관절이 점점 조여지게 된다. 스트레칭을 통해 조여진 어깨관절을 풀어주어야 한다. 이번에 소개하는 스트레칭은 앞서 소개한 ①

번 방법의 변형이다.

어깨뼈 스트레칭을 통해 어깨뼈와 갈비뼈가 독자적으로 움직일 수 있도록 해야 한다. 여기에 체액순환을 원활하게 해주는 꼼지락 체조를 병행하면 더욱 좋다.

본래 어깨관절은 치료가 어려운 부위다. 스트레칭으로 호전되지 않으면 방치하지 말고 적극적으로 치료를 받아야 한다.

## 어깨뼈 스트레칭③ ※어깨뼈 스트레칭①에 추가

머리↔발의 방향으로 휙휙 움직인다.

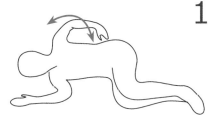

**1** 앞서 소개한 스트레칭①의 2 상태를 60초 동안 유지한 후, 팔꿈치를 같은 위치에 둔 채 손을 머리↔다리 쪽으로 천천히 왕복시킨다.

안쪽 돌리기
바깥쪽 돌리기

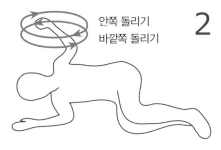

**2** 팔꿈치의 위치를 계속 유지한 채 팔꿈치부터 손가락까지를 천천히 크게 돌린다. 갈비뼈와 어깨뼈가 우지끈하며 떨어져나가는 느낌이 들 것이다. 30초 쉰 후, 반대쪽도 같은 방법으로 천천히 움직인다.

## 어깨뼈 스트레칭④ ※스트레칭①③이 익숙해졌을 때 추가

다리를 교차함으로써
더욱 집중적으로!

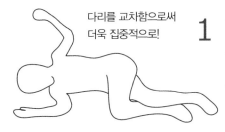

**1** 그림처럼 위쪽 다리의 종아리를 아래쪽 무릎으로 눌러준다. 옆으로 누운 자세로 허리가 안정되기 때문에 어깨뼈를 더욱 집중적으로 스트레칭 할 수 있다. 반대쪽도 똑같이 풀어준다.

좌우 1회를 1세트로 수시로 해주면 좋다. 위를 향하고 있는 쪽 가슴을 열지 말고 얼굴과 가슴, 허리가 모두 옆을 향하도록 하는 것이 포인트. 익숙해지면 좌우를 각각 ①→③→④의 방법으로 연속해 스트레칭하면 더욱 효과적이다.

# 엉덩이 통증의 원인은
# 발목?

어느 날 60대 후반의 한 여성이 찾아와 통증을 호소했다.

운전 중엔 왼쪽 허리가 아프고, 차에서 내리려고 하면 왼쪽 엉덩이가 아파 일어설 수가 없는 지경이라는 것이다. 오랫동안 통증을 참아온 듯 미간에는 깊은 주름이 잡혀 있었다.

전신 교정을 통해 고관절을 풀어준 후 무릎과 다리를 진찰해보았다. 짐작했던 대로 왼쪽 발목 앞쪽에 단단한 못이 만져졌다. 다행히 통증은 없는 것 같았지만 그 부분은 돌처럼 딱딱했다. 그리고 그 안쪽으로 발목 관절의 부자연스런 움직임이 명확하게 감지되었다.

여성은 고등학교 시절 소프트볼부에서 활동하다가 발목을 심하게 삐었다고(염좌 상태, 인대 손상을 의미한다.) 했다. 통증 부위와는 직접적인 관계가 없었지만 오랜 염좌 후유증이 확인되었기 때문에 발목도 함께 치료를 시작했다. 주 1회 시술을 3개월 동안 했더니, 왼쪽 엉덩이의 통증은 사라졌다. 고관절의 움직임이 불편했던 것노 사연스럽게 개선되었다.

별 관계가 없어 보였던 발목을 왜 그렇게 꼼꼼하게 시술했을까.

**발목은 림프액을 자극하는 반사구**(관련된 말초신경이 모여 있는 곳)이기 때문이다.

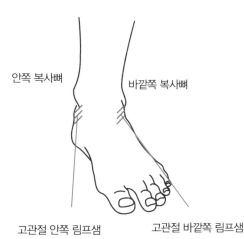

안쪽 복사뼈　　　　　바깥쪽 복사뼈

고관절 안쪽 림프샘　　　고관절 바깥쪽 림프샘

그 여성은 골반이 확실히 틀어져 있었고 고관절의 상태가 나빴는데, 나는 그 원인이 발목 관절에 있다고 판단했다. 오랫동안 여러 곳에서 치료받았지만, 좋아지지 않았던 이유는 원인을 치료하지 못했기 때문이다.

골반이 틀어지고 고관절의 움직임이 좋지 않으면 혈액과 림프액의 순환이 나빠진다는 것은 이미 설명했다. 이 여성만큼 심하지 않더라도 골반이 틀어지면 다리에서 몸통으로 돌아오는 혈액과 림프액의 흐름이 나빠진다. 그러면 다리 아래쪽부터 조금씩 노폐물이 쌓이게 되어 다리 전체가 붓고, 특히 발목이 딱딱해진다. 좌골신경통이나 마비 증상이 동반되는 경우도 있다.

일에서 벗어나 조용히 휴식을 취할 때, 또는 느긋하게 욕조에 몸을 담그고 있을 때에 **발목을 잘 살펴보자. 체액순환이 제대로 되고 있는지 알 수 있다.**

**자신의 발목을 체크해보자.**
- 발등이 솟아 있지는 않은가?
- 발바닥이 깨끗한가?
- 발목을 돌렸을 때 불편한 곳은 없는가?

- 발바닥을 묵찌빠의 '빠'처럼 폈을 때 발가락이 하나하나 떨어지는가?

만약 체액순환이 원활하지 않다고 판단된다면, 역시 **꼼지락 체조와 심호흡**을 연습하자.

# 장딴지가 딱딱하면
# 위험 신호

아킬레스건 파열로 수술한 흔적이 있는 환자가 치료원을 방문하면 '왜 아킬레스건이 끊어졌는지'를 꼭 묻는다.

흔히 격렬한 운동 때문일 거라고 생각하지만, 그런 경우는 아주 드물다.

대답은 주로 이렇다. '평상시처럼 달리고 있었는데 뚝 하는 소리가 나면서 아킬레스건이 파열됐다, 어머니 배구교실에서 연습하다가 착지하는 순간 끊어졌다.' 이렇게 아킬레스건이 쉽게 끊어지는 사람들에겐 공통점이 있다.

바로 장딴지 근육이 딱딱하다는 것이다.

장딴지 근육은 복사뼈부터 발바닥과 발가락까지 뻗어 있다. 아킬레스건 주위에 셀룰라이트 같은 것이 있다면 아킬레스건이 파열되기 쉽다. 장딴지는 몸의 말초에서 심장으로 혈액을 되돌리기 위한 펌프 작용을 한다. 장딴지 근육이 수축하면 근육 사이에 끼어 있는 정맥 혈관이 압축되고, 이 힘으로 혈액을 심장 쪽으로 밀어 올리는 것이다. 압축이 풀어졌을 때 중력의 방향으로 되밀리지 않는 것은 정맥 밸브 덕분임은 앞에서 설명했다.

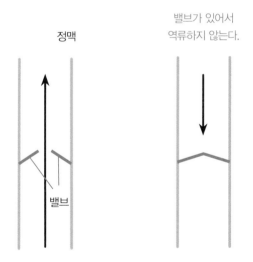

정맥

밸브가 있어서
역류하지 않는다.

밸브

장딴지 근육은 양쪽 복사뼈 부근에서 힘줄이 되어 발바닥부터 발가락까지 뻗어 있다. 아킬레스건의 안쪽과 바깥쪽은 가느다란 힘줄이 되어 지나가고 발바닥에서 돌아 들어가는 형태를 취한다. 그리고 복사뼈가 이 기다란 근육의 '도르래' 역할을 하고 있다.

그런데 아킬레스건의 안쪽과 바깥쪽, 복사뼈의 안쪽과 바깥쪽이 딱딱해지거나 응어리가 생기면 근육의 중간 부분이 제대로 작용할 수 없다. 장딴지 근육과 발바닥 근육을 자유롭게 움직일 수 없다는 것은 혈액을 되돌리기 위한 펌프에 이상이 생겼다는 의미이고, 이럴 경우 특히 큰 쓰레기들을 처리할 수 없게 된다.

결과적으로 발바닥과 아킬레스건 주변에 쓰레기들이 쌓이게 되는 것이다.

**아킬레스건이 건강하지 않으면 다음과 같은 증상이 나타난다.**
- 아킬레스건 주위가 10대 때보다 두꺼워졌다.
- 아킬레스건을 옆에서 집어 보면 불필요한 것이 붙어 있다.
- 아킬레스건을 스트레칭 하면 아프거나 불편하다.
- 아침에 일어나면 무릎 아래 부분이 무겁게 느껴진다.
- 무릎 아래쪽이 늘 무겁게 내려앉는 느낌이다.

만약 이런 증상이 있다면 **꼼지락 체조와 심호흡**을 하도록 한다. 체액순환을 위한 하반신의 기능이 제대로 작동하는지는 아킬레스건 부위로 쉽게 확인할 수 있다. 목욕할 때나 양말을 신을 때처럼 평상시에 점검해보는 습관을 갖자.

# 체액순환이 좋아지면
# 오다리도 교정된다

　위가 아프면 자신도 모르게 명치를 누르면서 몸을 앞으로 구부린다. 변비로 배가 아플 때도 그 부위를 감싸며 몸을 숙인다. 이는 내장기관을 보호하려는 무의식적인 동작으로, 통증이 있으면 바른 자세를 유지할 수 없는 것이다.

　그런데 체액순환이 원활해져 위와 대장으로 혈액과 영양소가 충분히 공급되면 몸을 굽히는 자세는 취하지 않아도 된다. 그야말로 온몸을 쭉 펼 수 있는 것이다.

　내장으로 향하는 혈액과 림프액의 흐름이 좋아지면 자연치유력이 극대화되어 내장의 기능을 높이는 방향으로 몸이 반응하기 시작한다.

약해진 내장 기관을 보호하려고 등을 굽히거나 허리를 젖힐 필요가 없다. 또한 굽었던 등도 휘었던 다리도 똑바로 펼 수 있다.

결국 바른 체형을 가지려면 체액순환은 필수요건이다.

# 몸이 말을
# 할 수 있다면

아무리 큰 상처가 나더라도 아물지 않는 경우는 없다.

수술을 한 후 봉합한 자리가 아물지 않는 경우도 없다. 여든이든 아흔이든 '상처가 낫지 않는' 경우는 일단 없는 것이다. 단지 젊었을 때에 비해 시간이 많이 걸릴 뿐이다. 그런데 디스크나 관절염을 진단받고 의사가 퇴행성 질환이라고 말하면 사람들은 그 말을 그대로 믿어 버린다. 그리고 포기해버린다. 하지만 이는 사실과도 다르고, 바람직하지도 않다.

**사실 몸은 어떻게 해서라도 나으려고 치열하게 노력하고 있다.**

아무리 극심한 통증을 호소하는 사람도 체액순환을 좋게 하고 관절을 올바른 위치로 바로잡아주면 충분히 호전된다. 물론 한 번에 완전히 낫는다는 얘기는 아니다. 하지만 치료를 반복하다보면 좋아진다. 호전될 여지가 있는데도 노화 탓으로 돌리는 것은 옳지 않다.

변형성 무릎관절증 진단을 받고 간신히 걸어온 70대의 환자가 있었다. 그 환자는 왼쪽 무릎에 변형이 있었고 열이 동반되어 습포제를 붙이고 있었다.

"내 무릎을 바꿀 수만 있다면 얼마나 좋을까!"

이 노인처럼 무릎이 아파지면 자신의 무릎을 죄인 취급하는 사람들이 있다. 정말 그럴까? 만약 몸이 말을 할 수 있다면 뭐라고 할까?

무릎에는 무릎의 역할이 있으며, 최선을 다해 그 역할을 하고 있다. 무릎의 소유주인 몸을 '주인'이라고 한다면, 무릎은 주인에게 충성을 맹세하며 묵묵히 일하고 있는 것이다.

다음은 평상시에 다리를 옆으로 비틀어 앉는 주인과 자신의 역할에 최선을 다하고 있는 무릎의 가상 대화이다.

무릎 : 요즘 들어 너무 뒤틀리는 것 같아요. 주인님, 요즘 자세가 너무 나쁜 것 아닌가요?

주인 : …(알아차리지 못하고 무시)…

무릎 : 어쩔 수 없군. 괴롭지만 어떻게든 균형을 잡으려고 노력하는 수밖에.

주인 : …(알아차리지 못하고 무시)…

무릎 : 나는 이렇게 무리하고 있는데, 주인님은 아직 모르시나? 더 이상 버티기 힘든데…

주인 : 어라? 요즘 들어 무릎이 좀 이상하네.

무릎 : 아아~, 이제 안 되겠어. 더 이상은 주인님을 지켜줄 수가 없어!

주인 : 이상하네. 왜 무릎이 아프지? 아무것도 안 했는데.

무릎 : 아, 이제야 알아차리셨나봐.

주인 : 무릎만 안 아프면 좋을 텐데. 습포제라도 붙여볼까?

무릎 : 이런! 그게 아니라니까요. 주인님 자세가 나빠서 그런 거라고요. 무릎은, 굽히는 동작에는 강하지만 비튼 채 체중을 싣는 동작엔 취약해요. 좀 알아달라고요!

주인 : 습포제도 소용없군. 정형외과에 가서 엑스레이를 찍어봐야겠어.

의사 : 엑스레이 상에는 아무 이상이 없습니다. 약을 처방해

드릴 테니 상태를 지켜봅시다.

주인 : 난 지금 무릎을 갈아치우고 싶을 정도로 아픈데…….
어쩔 수 없지. 마사지라도 받아야겠다.

필자 : 혹시 평소 자세가 나쁘지 않습니까? 무릎은 경첩 관절
이라고 해서 접는 것이 주요 임무입니다. 계속 비틀면
무리가 오는 거죠. 혹시 짐작 가는 바기 없으십니까?

주인 : 음, 텔레비전을 볼 때 옆으로 비틀어 앉는 것 같군요.

필자 : 그게 원인일지도 모르겠습니다. 일단 무릎의 뒤틀린
부분을 바로잡아줄 테니 앞으론 옆으로 앉지 않도록
주의하십시오. 무릎에게 입이 있다면 힘들어 죽겠다고
했을 것입니다. 무릎은 갈아치워야 할 나쁜 곳이 아니
라 지금 가장 힘들게 노력하고 있는 곳입니다. 그러니
까 지금까지 고마웠다고 생각하면 더 빨리 나으실 겁
니다.

무릎 : 이제야 간신히 알아차렸군. 다행이야!

주인 : 그랬구나. 무릎, 그동안 미안~!

무릎 : 노력이 보상받은 기분이야. 다시 주인님을 위해 열심
히 해야지!


**건강하게 태어났다면 인체는 외상**(사고나 부상 등) **이외에는 대응할**

수 있게 만들어져 있다.

　아무리 힘들어도 온몸으로 균형을 유지하면서 전체적으로 대응할 수 있도록 서로서로 연대하고 있다. 본래의 올바른 자세로 생활하고, 몸속 순환을 좋게 해주면 건강을 유지할 수 있다. 만약 아픈 곳이 있다면 **일상생활에서 부자연스러운 자세를 취하고 있지 않은지 확인해보아야** 한다.

# 영양제를 먹어도
# 영양 부족이 되는 이유

체력이 떨어지거나 지칠 때는 체액순환 기능에 문제가 생긴 때이다. 그럴 때는 몸 구석구석까지 영양소가 공급되지 않아 온몸이 영양 부족 상태가 된다. 이런 상태에서 '뼈를 튼튼하게 하고 싶다'며 칼슘을 섭취해도 원래 소화를 시켜야 할 내장의 기능이 떨어져 있기 때문에 흡수되지 않고 몸 밖으로 나가버린다.

이럴 때 가장 필요한 것은 휴식이다. 그리고 그중 가장 좋은 휴식은 수면이다.

잠을 자면 약해진 순환기능이 회복되고, 소화활동에 사용할 에너지를 몸의 노폐물 회수로 돌릴 수 있다. 노폐물 처리가 끝나고 깨끗해진 몸에 영양분을 공급하면 그때야말로 영양소가 세포 곳곳에 전달된다.

특히 위장의 점막은 당분과 영양분을 직접적으로 흡수하는 기능을 하고 있는데, 그 기능이 제대로 이루어지기 위해서는 원활한 체액순환이 전제 조건이다.

반복되는 얘기지만, 스스로 체액순환을 좋게 하려면 **꼼지락 체조와 심호흡이 정답이다.**

# 3장

# 통증과 뭉침이
# 순식간에 풀리는 체조

# 통증이
# 사라지지 않는 이유

어깨가 결린다고 해서 어깨에 문제가 있다고 단정해서는 안 된다. 허리가 아프다고 해서 허리에 문제가 있는 것도 아니다.

필자는 5만 명 이상의 환자를 만나면서 **'통증의 원인은 통증이 있는 부위에 없는'** 경우가 더 많다는 사실을 깨달았다. 특히 '어디서 치료를 받아도 낫지 않았던' 경우에는 더욱 그랬다.

흔히 '오래 전에 다친 데가 쑤신다.'라는 말을 많이 한다. 요통이 심했던 한 분은 학생시절의 염좌로 중심축이 어긋나 있던 것이 근본 문제였다. 엄지발가락이 둘째발가락 쪽으로 기울어져 관절이 안쪽으로 구부러진 현상인 '외반모지'는 하이힐 탓이라고 알려져 있지만, 고관절이 어긋나 있는 것이 원인일 수도 있다. 심지어 무릎을 다쳐서 오십견이 올 수도 있다. 이처럼 원인과 통증 부위가 '멀리 떨어져 있는 경우'는 수없이 나열할 수 있다.

하루 종일 책상에 앉아서 일하는 현대인들은 몸을 앞으로 기울이고 있는 경우가 많다. 이런  나쁜 자세로 인해 다양한 증상이 생긴다. 책상 위에서 구부정한 자세를 취하면 '가슴안'이라는 물풍선과 '배안'이라는 물풍선도 찌그러진다. 찌그러지고 비틀어진 풍선 속을 지나는 호스는 가볍게 밟힌 상태가 된다. 호스가 밟히면 그곳부터 흐름이 나빠지기 시작해 차츰 몸 전체의 물풍선 속 흐름이 정체되는 것이다.


컴퓨터 작업을 오래 해 어깨가 결리면 그 부분만 마사지 하는데, 그것은 나무를 보되 숲을 보지 못하는 것이다. 그럴 때는 물풍선 속의 호스, 즉 체액의 흐름을 먼저 개선하는 것이 훨씬 효과적이다.

대부분의 사람들에게 이러한 메커니즘을 설명해줘도 좀처럼 이해하지 못한다. 왜냐하면 '몸은 모든 부분이 긴밀하게 연결된 하나'라는 의식이 없기 때문이다. 그렇기 때문에 무릎이 아프면 무릎에 습포제를 붙이고, 어깨가 결리면 어깨만 주무르고, 허리가 아프면 허리만 지압한다.

가위를 예로 들어보겠다. 어느 날 가위를 떨어뜨려 나사가 살짝 풀렸다. 그런데 이를 그대로 사용하면 양날의 균형이 무너지고 한쪽 날이 심하게 마모된다. 잘 잘리지 않는다고 아무리 날을 갈아도 결과는 마찬가지다. 나사를 다시 조이는 방법밖에 없다. 몸도 마찬가지다.


**'염좌 → 무릎 통증 → 요통 → 어깨 결림'으로 진행된다면, 원인이 된 염좌를 고쳐야만 모든 것이 개선된다.**


**몸은 하나다.**
염좌로 균형이 깨지면 물풍선이 비틀어진다. 비틀어지면 체액순환이 나빠진다. 그래서 균형이 무너질 만한 생활과 운동을 했다면, 물풍선의 비틀림을 스스로 고칠 수 있는 셀프케어가 필요한 것이다.

# 몸이 저절로
# 낫게 하라!

몸에 상처가 났을 때, 사람들은 굳이 '자, 지금부터 낫게 해야지.' 하고 의도하지 않는다. 굳이 그러지 않아도 몸은 자율적으로 스스로를 회복시키는 방향으로 움직이기 때문이다.

어깨 결림이나 요통도 마찬가지다. 허리를 삐끗해서 직각으로 굽힌 채 내원한 사람도, 오십견으로 어깨가 돌아가지 않는 사람도 구조상 '올바른 위치'로 되돌려주면 저절로 치유되어 정상적으로 움직일 수 있게 된다. 물론 한 번의 시술로 정상적인 위치에 정착한다고는 할 수 없다. 상태가 심하고 오래된 경우에는 5, 6회 정도 내원이 필요하다. 하지만 확실한 것은 반드시 치료된다는 것이다.

치료사들이 하는 일은 통증을 없애는 것이 아니다. 단지 우리의 몸이 해부학적으로 올바른 위치에 정착하도록 교정할 뿐이다. 그것만으로 통증이 사라지고, 휘었던 허리가 곧게 펴지고, 올라가지 않던 팔이 올라가게 된다. 이것이 무엇을 의미할까?

**인체의 놀라운 치유력이다.**

우리의 몸은 스스로 나을 수 있는 위치까지만 끌어주면 저절로 낫기 시작한다. 그 치유력을 끌어내는 것이 치유사가 할 일이다.

나도 과거에 4번이나 허리를 삐었다. 그때마다 '몸은 왜 움직이지 못하게 될까'를 심각하게 고민했다. 이제야 알게 된 것이지만, 그것은 '자연치유력이 작동하지 못할 정도로 심하니 쉬어라' 하는 몸의 사인이었던 것이다.

몸에 통증이 나타났을 때는 자신도 모르는 사이 무리를 했었다고 판단하고 몸이 낫기 쉬운 환경, 자연치유력이 높아지는 환경을 만들어야 한다. 물론 **자연치유력이 높아지는 환경이란 체액순환이 좋은 상태이다.** 지금까지 우리는 아픈 부위만 의식한 채 체액의 흐름이라는 관점을 간과해왔다.

이제부터 림프액, 뇌척수액, 혈액의 흐름을 좋게 만드는 포인트, 말하자면 '맨홀'에 해당하는 부분을 공부해보자.

# 림프액의 포인트는
# 세 곳!

먼저 림프액의 흐름부터 살펴보자.

림프액을 원활하게 순환시키기 위한 포인트는 다음의 세

곳이다.

---

① 쇄골
② 겨드랑이
③ 서혜부

---

### ① 쇄골(빗장뼈)

여기서 '쇄골'이란 흉골과 쇄골을 잇는 흉쇄관절(복장빗장관절)

을 가리킨다. 이곳은 '가슴림프관'이라고 하는 두꺼운 림프관

으로 향하는 관문으로 대단
히 중요한 장소다.

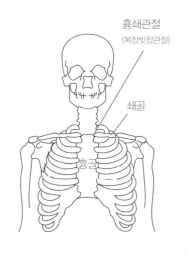

흉쇄관절
(복장빗장관절)

쇄골

흉골

　림프액은 정맥으로 섞여 들
어간 후 심장으로 되돌아간
다.
　오른쪽 쇄골로는 오른쪽
흉부와 오른쪽 복부에서 나
오는 림프액이 흘러들어가고, 왼쪽 쇄골로는 그 이외 온몸의
림프액이 흘러들어간다. 그러니까 왼쪽 쇄골로 전체 림프액
의 70%가 흘러들어간다고 생각하면 된다.
　이곳의 흐름이 나쁘면 설령 ②겨드랑이와 ③서혜부의 림프
액 흐름이 좋다 해도 최종적으로 림프액이 흐를 수 없게 되기
때문에 아주 중요한 곳이다.


## ② 겨드랑이

민소매 옷을 입고 싶은 여성에게 특히 신경이 쓰이는 부분이
다. 겨드랑이에는 완신경총(팔신경얼기)이라고 하는, 팔로 향하
는 신경 다발이 지나간다. 더욱이 팔과 몸통을 오가는 혈관과
림프관도 이곳을 지나간다.

민소매 차림의 모델을 보면 위팔이 매끈하고 가늘다. 건강한 사람은 겨드랑이가 살짝 도려낸 듯 매끈하게 들어가 있다. 겨드랑이에 찹쌀떡이 있는 것처럼 튀어나와 있으면, 이곳을 지나가는 혈관과 림프관이 압박을 받게 되어 제대로 기능하지 못한다.

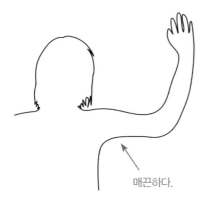

매끈하다.

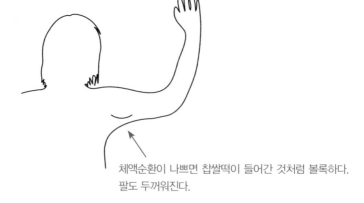

체액순환이 나쁘면 찹쌀떡이 들어간 것처럼 볼록하다.
팔도 두꺼워진다.

### ③ 서혜부

흔히 말하는 '팬티라인, 비키니라인'이다. 두덩뼈(치골)가 튀어나온 곳의 아랫부분에 움푹 들어간 곳이 '대퇴삼각'이다.

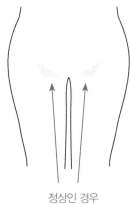

정상인 경우
움푹 들어가 있다.

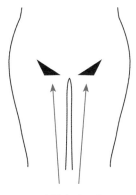

순환이 나쁘면
딱딱하게 응어리가 맺힌다.

이곳에는 다리와 복부를 오가는 혈관과 림프관, 신경이 지나가고 있다. 이곳이 압박 받거나 뒤틀리면 하반신의 혈액과 림프액의 흐름이 나빠진다. 건강한 사람은 이 부분이 움푹하게 들어가 있다.

만약 대퇴삼각이 부풀어 있거나 딱딱하다면 혈관과 림프관이 짓눌린 상태라 할 수 있다. 이런 상태는 꼼지락 체조로 호전시킬 수 있다.

# 고관절을 해방시키는
# 스트레칭

마른 체형의 70대 후반 여성이 치료원을 찾아와 '요즘 들어 다리가 부어 괴롭다.'고 호소했다. 하지만 멀리서 오기 때문에 한 달에 한 번 내원하는 것이 고작이었다. 그래서 집에서 할 수 있는 간단한 고관절 스트레칭을 소개해주었다.

한 달이 지나고 그녀는 웃는 얼굴로 다시 내원했다. 스트레칭을 꾸준히 했더니 다리가 붓지 않게 되었다는 것이다.
고관절 스트레칭은 아주 간단하지만 효과가 뛰어나다. 꼭 시도해보기 바란다.

이곳에 응어리가 있으면 림프액이 되돌아가지 못한다.

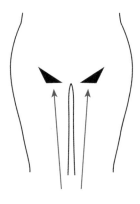

이 부분에 응어리가 있으면
림프액이 되돌아가기 어렵다.

고관절이 편안해지는 각도가 있다.

몸의 정중앙 선에서 30도 정도 바깥쪽에 다리를 둔 위치이
다.

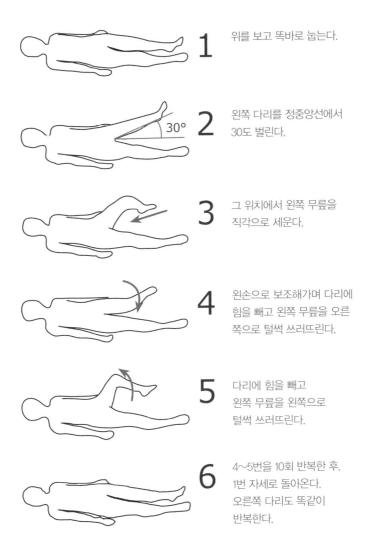

1 위를 보고 똑바로 눕는다.

2 왼쪽 다리를 정중앙선에서 30도 벌린다.

3 그 위치에서 왼쪽 무릎을 직각으로 세운다.

4 왼손으로 보조해가며 다리에 힘을 빼고 왼쪽 무릎을 오른쪽으로 털썩 쓰러뜨린다.

5 다리에 힘을 빼고 왼쪽 무릎을 왼쪽으로 털썩 쓰러뜨린다.

6 4~5번을 10회 반복한 후, 1번 자세로 돌아온다. 오른쪽 다리도 똑같이 반복한다.

# 어깨가 가벼워지고
# 얼굴이 작아지는 스트레칭

　팔을 충분히 움직여서 겨드랑이와 쇄골 림프액의 흐름을 원활하게 해준다.
　이 스트레칭을 매일 밤 해주면 목과 어깨가 개운해지고 얼굴이 작아지는 효과가 있다.

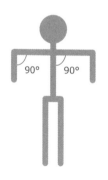

어깨와 팔꿈치를 수평으로
하고, 팔꿈치 아랫부분만을
몸통과 평행하게 위아래로
천천히 움직인다.

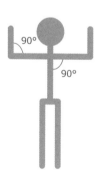

# 림프샘의 막힌 곳을 뚫어주는
# 10분 수면

림프액은 1초에 1㎝의 속도로 천천히 흐른다. 혈액이 1분 동안에 온몸을 도는 것을 생각하면 아주 느린 속도다.

하루 종일 아래를 향하고 있던 다리를 잠잘 때에 수평으로 뻗어주는 것만으로도 림프액의 흐름은 원활하게 된다. 누워서 잘 때 몸은 수평이 되기 때문에 서거나 앉아 있을 때보나 혈액과 림프액이 심장으로 되돌아가기 편해진다. 그래서 건강한 상태라면 다리가 붓더라도 아침에 일어나면 붓기가 사라진다.

그런데 늦은 취침, 수면 부족, 음주 등으로 붓기가 빠지기 어려운 경우도 있다. 그런 경우에는 잠을 자는 것만으로 붓기가 다 빠지지 않아 심각한 상황을 불러올 수 있다. 그럴 때는 자는 동안에 림프액의 '관문'에 해당하는 부분을 풀어주면 체액순환이 훨씬 원활해진다.

지금부터 소개하는 자세로 10분만 자면, 목욕을 한 것처럼 몸이 가벼워지고 볼이 살짝 붉어질 것이다. 체내의 순환이 확실하게 좋아졌다는 것을 제삼자가 보아도 알 수 있다. 이 자세를 많은 환자들에게 실험해본 결과, 그 효과가 확실하다는 것이 확인되었다. 림프액이 쉽게 흐를 수 있는 위치를 잡아주면 단지 잠을 자는 것만으로 림프액의 순환이 원활해진다.

림프액의 순환이 좋지 않은 사람, 서혜부가 딱딱한 사람, 겨드랑이 밑에 찹쌀떡이 끼어 있는 듯한 사람에게는 깜짝 놀랄 만한 효과를 발휘한다.

요령은 서혜부와 겨드랑이에 걸리는 것을 제거하는 것이다. 즉, 혈액과 림프액이 손발에서 몸통으로 되돌아가는 곳의 '맨홀 뚜껑'을 열어두는 것이라 생각하면 된다. 필자는 오랜 시간의 시행착오를 반복한 결과, 그 비밀은 각도에 있다는 사실을 알아냈다. 팔과 몸통의 접속 부분인 겨드랑이, 다리와 몸통의 접속 부분인 서혜부에 있는 맨홀은 '어떤 각도'에서 뚜껑이 활짝 열리게 된다.

그러면 몸과 마음을 편하게 하고 도전해보자.

① 대퇴부를 수건으로 묶고 끝을 고정시킨다.

이때 신축성이 없는 끝으로 묶는 것이 요령이다. 그리고 다리 전체를 아주 살짝 안짱다리로 만든다. 대퇴삼각이 살짝 기울어지는 위치다.

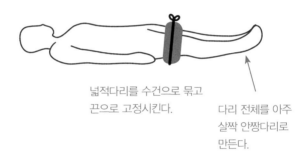

넓적다리를 수건으로 묶고 끈으로 고정시킨다.

다리 전체를 아주 살짝 안짱다리로 만든다.

② 등을 바닥에서 띄우고 등에 주름을 잡은 채 그대로 잔다.

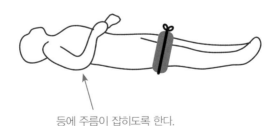

등에 주름이 잡히도록 한다.

③양쪽 팔꿈치가 5㎝ 정도 바닥에서 떨어지도록 위팔 아래에
수건을 넣고 손을 깍지 낀 채 10분 동안 잔다.

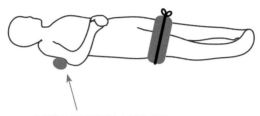

수건을 넣어 팔꿈치가 바닥에서
5㎝ 정도 떨어지게 한다(양팔 똑같이).

10분이면 효과가 나타난다. 치료를 받은 환자들 중에는 체
액이 순환하고 있는 것이 느껴진다고 하는 사람도 있다. 물론
아무것도 느끼지 않아도 충분히 효과가 있으니까 안심하고
시도해보자. 10분이 지나면 이 자세를 풀어도 되지만, 개운
한 느낌이 좋아 그대로 잠드는 경우가 많다. 물론 이 상태 그
대로 잠이 들어도 아무런 문제는 없다.

지금까지 림프액을 순환시키는 방법을 설명했다.

혹시 오해할까봐 말해두지만, 나는 마사지를 하지 말라고
하는 것이 아니다. 마사지는 기분을 좋게 해주고 가족 간의
스킨십 효과도 있다. 하지만 자신의 힘으로 체액의 흐름을 조

절해 몸의 불편을 해소하고 싶은 사람도 많을 것이다.

골격을 직접 교정하는 것은 어렵지만, 체액순환을 좋게 하는 것은 누구든지 스스로 할 수 있다.

지금까지 많이 알려지지 않았던 뇌척수액의 순환과 생산을 촉진하는 방법도 알아보기로 하자.

# 뇌척수액이
# 중요한 이유

내가 '머리뼈 교정'을 시작한 지 벌써 25년 이상이 흘렀다.

그동안 많은 환자의 자율신경 문제, 원인을 알 수 없는 아이의 발열과 우유 토사병, 뇌전증 등 여러 가지 증상을 치유해 왔다. 그리고 내게 아이가 생긴 후 나는 새로운 시도를 하게 되었다.

제왕절개수술로 태어난 아기들은 갑자기 외부 기압에 노출되기 때문에 머리의 봉합(suture, 머리뼈가 맞물린 부분)에 큰 충격이 가해진다고 하는데, 그 말이 사실일까? 아기의 머리뼈가 점차 딱딱해진다면 그것은 어떤 식으로 변화하는 걸까? 이런 의문들을 조사해보았던 것이다.

나는 아기들을 많이 진료해왔기 때문에 머리뼈의 건강한
상태도, 부드럽게 움직이는 상태도 손의 감각으로 알고 있었
다. 갓난아기의 머리뼈는 성인처럼 딱 맞물려 있지 않고 부드
럽다. 하지만 신기하게도 이내 딱딱해진다.

**[머리뼈를 밑에서 본 그림]**

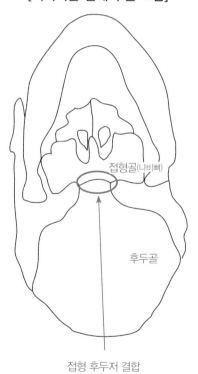

접형골(나비뼈)

후두골

접형 후두저 결합

전체적으로도 딱딱해지지만, 특히 접형 후두저 결합이라는 부분이 딱딱해진다.

나비 모양의 '접형골'과 '후두골'이 만나는 부위이다.

'접형 후두저 결합'이 움직이지 않게 되면 대부분 아이는 발열을 한다. 우리 아이도 열이 날 때마다 접형 후두저 결합을 느슨하게 해주면 열이 내려갔다. 덕분에 정기검진, 예방주사와 바이러스성 발열, 중이염, 충치 이외의 문제로는 병원에 간 적이 없다. 바이러스성 발열만 아니면 아이가 자고 있는 동안에 접형 후두저 결합을 조작해 증상을 호전시킬 수 있었다.

뇌척수액 치료는 일반적이지 않고, 제대로 하는 곳도 드물다. 하지만 뇌척수액만 잘 순환시키면 정맥 이외의 체액순환, 즉 동맥혈, 림프액까지도 막힘없이 원활하게 움직인다.

꼼지락 체조는 뇌척수액의 순환을 도와주는 체조로, 쉽고 간단하다는 것이 큰 장점이다.

# 머리뼈와 엉치뼈는
# 함께 움직인다

접형골(관자놀이뼈)과 후두골(제1경추와 이웃한 머리뼈)의 연결 부위를 접형 후두저 결합이라고 한다. 이 결합 부위는 위로 아래로 항상 움직이고 있다.

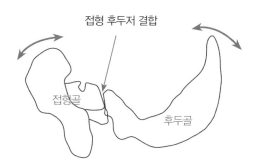

접형 후두저 결합

접형골

후두골

'접형 후두저 결합'이 정수리 쪽으로 움직이는 것을 '굴곡(屈曲)'이라고 하며, 이때 뇌척수액이 생산된다. 반대로 다리 쪽으로 움직이는 것을 '신전(伸展)'이라고 하며, 이때 뇌척수액이 순환한다.

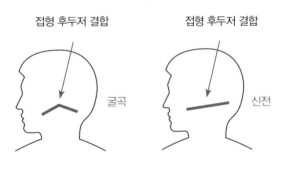

굴곡과 신전은 2~3초에 1번의 리듬으로 움직이고 있다.

신기한 것은 이 굴곡과 신전이 엉치뼈(선골, 혹은 꼬리뼈)와 연동해 움직인다는 것이다.

굴곡과 신전의 움직임은 갓난아기가 엄마 뱃속에 있을 때부터 시작되며, 제1차 호흡이라고 한다. 육아의 경험이 있는 여성이라면, 갓난아기의 머리와 허리(엉덩이 뼈)가 '불룩불룩' 움직이는 것을 느꼈을 것이다. 그것이 제1차 호흡의 움직임

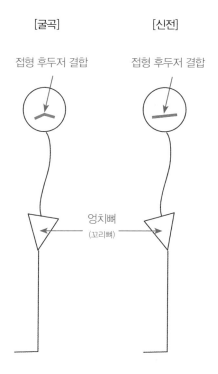

[굴곡]　　　　[신전]

접형 후두저 결합　　接형 후두저 결합

엉치뼈
(꼬리뼈)

이다. 이 움직임이 있을 때는 체액순환이 순조롭게 이루어지고 있다고 할 수 있다.

　넘어져서 머리를 세게 부딪치거나 엉덩방아를 찧어서 엉치뼈에 강한 충격이 가해지면 이 움직임에 방해를 받게 된다. 스스로 제1차 호흡을 정상적으로 만드는 방법이 다음에 설명할 꼼지락 체조와 심호흡이다.

# 뇌척수액을 조정하는
# 꼼지락 체조

전문가는 머리뼈를 움직여서 뇌척수액을 조정하지만 일반인에게는 어려운 방법이다. 좀 더 간단하게 누구라도 할 수 있도록 만든 것이 엉치뼈(꼬리뼈)를 사용하는 꼼지락 체조다.

이 방법은 골반을 살짝 가볍게 고정시키고 다리를 와이퍼처럼 느릿느릿 움직여서 엉치뼈를 자극하는 체조다. 간단한 동작이지만 전문가의 시술과 같은 효과를 기대할 수 있다. 앞에서 설명했듯이 제1차 호흡인 '접형 후두저 결합'의 움직임은 뒤통수뼈와 엉치뼈가 연동해서 움직이기 때문에 엉치뼈를 움직여서 개선할 수 있다.

여기서 가장 중요한 것은 다음의 두 가지 포인트다. 이 두 가지를 지키지 않으면 효과가 반감되거나 전혀 없을 수 있으므로 힘을 빼고 편안하게 한다.

1. 순서를 지킬 것!
2. 두부가 으깨지지 않을 정도의 부드러운 힘으로 할 것!

지금까지 누누이 설명해왔던 '꼼지락 체조'의 순서는 다음과 같다.

① 엉치뼈를 움직여서 뇌척수액을 순환

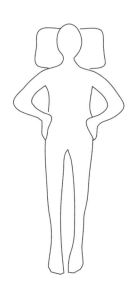

시킨다(다리 밀어내기)

위를 보고 똑바로 눕는다. 온몸에 힘을 뺀 후, 엉덩뼈(장골)를 손바닥으로 감싸고 아주 조금(1cm 정도) 두덩뼈(치골) 쪽으로 민다. 힘은 약하게 할수록 효과적이다. 갓난아기의 볼을 만지는 정도의 압력이라고 생각하면 된다.

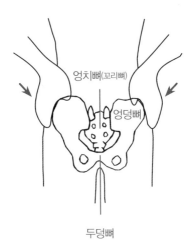

엉치뼈(꼬리뼈)

엉덩뼈

두덩뼈

몸의 힘을 뺀 상태에서 좌우 교대로 발뒤꿈치를 2㎝ 정도 밀어낸다. 발뒤꿈치를 직각으로 만들 필요 없이 편안한 상태에서 한다. 5~10회, 기분 좋게 느껴질 정도로 반복한다.

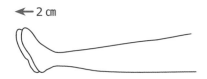

← 2 ㎝

이 동작은 뇌척수액의 흐름을 힘차게 한다. 흐름이 강해지면 머리뼈와 제1목뼈 사이에 부하가 가해지므로 그 부하를 없애주기 위한 다음 동작을 한다.

② 목의 막힌 부분을 풀어 뇌척수액의 순환을 촉진시킨다(턱 내밀기)

어금니 아랫부분 '하악각'이라고 하는 튀어나온 부분에 엄지손가락 안쪽을 대고 가볍게 턱을 밀어준다.

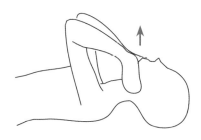

이 동작을 하면 머리뼈와 제1목뼈에 걸린 부하가 해소된다. 부하가 사라졌을 때 다시 한 번 ①의 '다리 밀어내기'를 해서 뇌척수액의 순환을 유도한다. 흐름이 좋아졌다면, 다음은 뇌척수액의 생산량을 늘려준다.

③ 엉치뼈를 움직여서 뇌척수액의 생산을 촉진한다(와이퍼 운동)

①과 마찬가지로 엉덩뼈를 가볍게 감싼다. 이 동작을 할 때도 힘을 강하게 주지 않도록 주의해야 한다. 갓난아기의 볼을 감싸는 느낌을 떠올리자. 양쪽 다리를 동시에 좌우로 천천히 움직인다. 엉치뼈가 움직이지 않으면 이 와이퍼 운동은 하기 어렵다. 하지만 무리해서 크게 움직이면 효과가

없다. 아주 조금만 움직여도 효과는 충분하다.

④ 생산된 뇌척수액을 순환시킨다

마지막으로 다시 한 번 ①의 다리 밀어내기를 5~10회 반복해서 순환을 좋게 한다. 그 상태로 잠들면 뇌척수액의 순환이 좋은 상태여서 피로 해소 효과가 훨씬 높아진다.

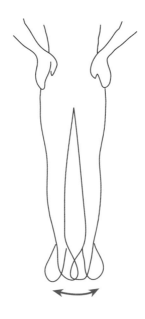

# 자연치유력을 높이는
# 확실한 방법

　필자는 지금까지의 경험을 통해 '접형 후두저 결합'의 움직임이 뇌척수액의 생산과 순환뿐 아니라 림프액의 순환에도 관여할 것이라는 가설을 세웠다.

　심장이 일정한 리듬으로 혈액을 밀어내듯이 '접형 후두저 결합'의 일정한 움직임에 의해 림프액이 밀려날 것이라는 의미이다.

　물론 가설에 지나지 않으므로 뒤이은 연구를 기다릴 수밖에 없지만, 치료를 통해 체액순환이 개선되었다는 것은 분명한 사실이다. 그리고 이 뇌척수액을 순환시키는 구조가 바로 몸의 자연치유력을 높여 건강한 몸으로 돌아가게 하는 구조라고 생각한다.

접형 후두저 결합이 정상적으로 움직여 림프액이 신체의 끝부분까지 원활하게 흐르면, 노폐물 흡수가 이전보다 원활해져 막힘이 없고 깨끗한 상태가 된다. 그 결과 혈액이 영양소를 세포에 충분하게 공급하는 것이다.

이는 '도랑 청소'와 마찬가지다. 쓰레기가 막힌 곳에 아무리 물을 흘려보내도 좀처럼 깨끗해지지 않지만, 막힌 배관의 쓰레기를 먼저 제거하고 물을 흘려보내면 배수관은 순식간에 깨끗해진다. 인체도 마찬가지다. **몸을 효과적으로 개선하려면 먼저 림프액의 흐름을 좋게 해서 노폐물을 제거해야 한다.**

# 순환의 핵심은
# 장딴지

지금까지 설명했듯이 림프액과 뇌척수액을 순환시키면 자연치유력이 높아진 상태가 된다. 그러면 혈액은 어떨까. 심장에서 보내진 혈액은 혈관을 통해 몸 구석구석에 있는 모세혈관으로 영양분과 산소를 운반한다. 그리고 그 중간에 혈액 성분의 일부가 혈관 밖으로 배어나와 피하조직 세포에 영양분을 공급하고 노폐물과 이산화탄소를 거둬들여 다시 혈관으로 들어간다. 그리고 최종적으로 심장으로 돌아가게 된다.

그 시간은 약 60초. 이런 순환은 우리가 살아 있는 동안 계속 이어진다. 심장에서 나가는 혈관이 동맥이며 심장으로 되돌아가는 혈관이 정맥이다. 동맥은 심장이라는 펌프가 일정한 리듬으로 혈액을 밀어내고, 혈액은 일제히 몸의 끝부분을 향해 흘러간다. 동맥의 혈액은 노력하지 않아도 심장의 펌프질로 온몸으로 보내진다.

한편 되돌아오는 정맥에서 펌프 역할을 하는 것은 장딴지의 근육이다. 장딴지 근육이 꽉 조여지면 근육 사이를 달려 심장으로 돌아가는 정맥이 눌리게 된다. 마치 레몬을 꽉 쥐어 짜듯이 혈액을 위로 밀어 올리는 것이다. 정맥의 혈액이 역류하는 것을 막기 위해 밸브가 붙어 있다는 사실은 앞에서 설명했다.

그런데 현대인들은 육체노동을 하지 않아 장딴지 근육을 사용할 기회가 별로 없다. 인위적인 방법을 써서라도 정맥 펌프의 작동을 촉진시켜야 한다.

다음은 정맥 펌프를 작동시키는 세 가지 방법이다.

# 혈액순환을 좋게 하는
## 3가지 발 마사지

① 장딴지를 마사지 한다

아킬레스건부터 무릎 뒤쪽까지 장딴지를 정성껏 마사지
한다.

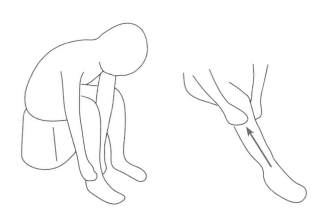

세게 할 필요는 없고, 자신이 기분 좋다고 느끼는 강도가 적당하다. 한쪽 다리에 2분 정도의 시간을 들인다. 회사에서 일하는 중간에 해도 좋다.

② **발바닥을 세로로 접어준다**(덧붙여 발목을 돌린다)

이 마사지는 목욕 후나 취침 전에 하면 좋다.

한쪽 발바닥이 자신 쪽을 향하게 한 후 발바닥을 세로로 접는다. 천천히 접고 천천히 풀어준다. 30회 정도 반복하고 다른 발도 똑같이 반복한다. 정맥의 흐름이 좋아져 발바닥이 후끈후끈해진다.

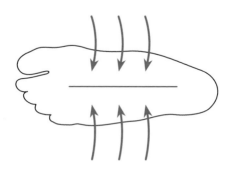

발바닥을 세로로 반으로 접 듯
천천히 모아주고 천천히 원래 상태로
되돌린다.

### ③ 막대기로 발바닥의 반사구를 정성껏 마사지 한다

발이 딱딱해지고 차가운 얼음을 대고 싶을 정도로 화끈거리릴 때는 상당히 중증인 상태이다. 이때는 다른 방법이 없다. 시판하는 발 마사지 전용 막대를 구입한다.

1) 전용 막대로 콩팥의 반사구인 발바닥의 장심을 잘 문지르면서, 안쪽 '복사뼈' 방향으로 흐르는 길을 만든다.

2) 아픈 곳, 화끈거리는 곳을 잘 문질러준다.

3) 앞의 두 가지를 반복해서 몸속 체액의 흐름을 좋게 한다.

• 발바닥의 장심(움푹 파인 부분)을 잘 문지른다.
• 안쪽 복사뼈로 흐르는 길을 만든다.

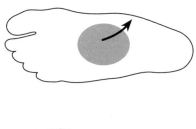

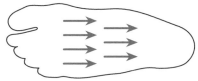

# 남들 모르게 할 수 있는
# 초간단 장딴지 체조

장딴지는 심장으로 혈액을 되돌리는 펌프 작용을 한다.

의자에 앉아 두 시간의 회의를 끝내고 나면 다리가 무겁게 느껴지거나 붓는 사람이 많을 것이다. 이는 움직임 없이 똑같은 자세로 앉아 있어서 장딴지의 펌프가 전혀 작동되지 않았기 때문이다. 그렇다고 해서 근무 중에 갑자기 일어나 돌아다닐 수도 없고, 장딴지를 주무르고 있기도 어렵다.

그런 경우에 추천하는 방법이 발가락을 움직이는 것이다.

장딴지의 근육 중 장딴지근은 발뒤꿈치에 붙어 있지만, 그 이외의 근육은 복사뼈 옆 뒤쪽을 거쳐 발가락까지 이어져 있기 때문이다. 천천히 크게 움직이는 것이 요령이다.

**발목을 바깥쪽으로 돌려 팔자를 만든다**(들숨 4초).
**⇔ 발목을 안쪽으로 돌려 안짱다리를 만든다**(날숨 4초).

이 동작을 3회 반복한다. 단순한 이 동작만으로도 체액순
환이 좋아져 몸에 활기가 느껴진다.

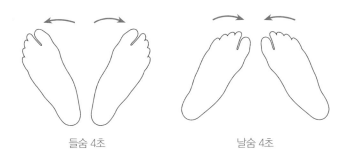

들숨 4초                    날숨 4초

또한 체액순환에는 '심호흡'이 더욱 효과적이므로 여건이
된다면 적절하게 응용하자. 물론 가장 좋은 방법은 걷는 것
이다. 점심시간에 5~10분 정도만 걸어도 정맥혈이 심장으로
되돌아가는 데에 도움을 줄 수 있다.

# 현대인의 몸은
# 왼쪽으로 틀어져 있다

직업 상 사람들의 자세를 유심히 관찰하다보니 알게 된 사실이 있다. 컴퓨터 앞에서 업무에 집중하고 있는 사람을 천장에서 내려다보면 왼쪽 엉덩이에 체중이 실려 있고, 몸이 왼쪽으로 조금 틀어져 있다. 엔터키가 오른쪽에 있는 탓인지 오른손잡이인 탓인지 이유는 정확하게 모르겠다.

자동차 운전할 때도 마찬가지다. 자동변속기인 경우 오른쪽 다리만 사용하기 때문인지도 모른다. 여하튼 다음 그림처럼 왼쪽 엉덩이에 체중이 실리고 몸이 조금 왼쪽으로 돌아가 있는 것이다. 참으로 이상한 일이다.

자세에 신경을 쓴다고 해도 어느새 몸이 뒤틀려 있기 십상이다. 업무 상 어쩔 수 없을 경우도 있지만, 만약 '편하다'는 이유로 옆으로 앉거나 다리를 꼬는 자세를 계속하면 스스로도 몸이 뒤틀리는 것을 실감할 수 있을 것이다.

거울에 비춰봤을 때 좌우 어깨 높이가 다르거나, 신발 뒤꿈치가 좌우 다르게 닳거나, 늘 한쪽으로만 음식을 씹는 습관이 있는 사람이라면 조금 뜨끔할 것이다.

위에서 보면

왼쪽 엉덩이에
중심이 실려 있다!

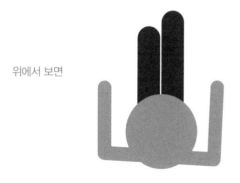

림프액이 원활하게 순환하기 위해서는 골격이 틀어지지 않아야 한다. 업무에 너무 집중한 나머지 몸이 뒤틀린 경우에는 의식적으로 중심을 반대쪽으로 옮기거나, 반대쪽으로 비트는 동작을 해서 몸에 같은 부하가 걸리도록 해야 한다.

흔히 '집중력은 50분'이라는 말을 한다. 컴퓨터 작업이나 긴

장감을 필요로 하는 작업을 할 때는 한 시간에 한 번씩 10분 간 휴식을 취하면 오히려 업무 효율이 높아진다. 휴식을 취할 때마다 자신의 자세를 체크하면 치료가 불가능할 정도로 뒤틀리는 상황은 일어나지 않는다.

# 꼼지락 체조로
# 골반 틀어짐도 해결

꼼지락 체조는 요통의 원인이기도 한 엉치엉덩관절의 긴장을 제거해주기 때문에 골반 틀어짐도 호전된다. 체액순환이 좋아지면 몸의 틀어짐이 바로잡히는 것이다.

정형외과나 접골원에서 양쪽 다리 길이가 다르다는 말을 자주 들었을 것이다. 이는 정말로 다리 길이가 다른 것이 아니라 대퇴부가 붙어 있는 골반이 기울어서 생기는 일이다.

꼼지락 체조를 하면 엉덩뼈(장골)와 엉치뼈(선골, 꼬리뼈)를 연결하는 엉치엉덩관절이 부드러워지고 긴장이 사라져 틀어지거나 기울어진 골반이 제자리로 돌아온다. 하지만 장시간 운전을 하거나 하루 종일 컴퓨터 앞에 앉아 작업을 하게 되면 골반은 다시 틀어지게 된다. 꼼지락 체조를 일상생활 속에서 습관처럼 지속해야 되는 이유가 그것이다.

만약 지금 구부정한 자세로 일을 하고 있거나 춥다고 몸을 웅크리고 있다면 꼼지락 체조를 시도해보자.

# 횡격막으로
# 호흡하라

횡격막(가로막)을 사용해 심호흡을 하면 체액순환이 좋아진다.

심호흡을 하면 횡격막이 상하로 움직이는 것이 느껴질 것이다.

이 횡격막이 머리 쪽으로 올라갈 때 숨을 깊게 뱉어내면 뇌척수액의 순환이 촉진된다. 반대로 횡격막이 다리 쪽으로 내려갈 때 숨을 깊게 들이마시면 뇌척수액이 생산된다.

이 심호흡은 갓난아기가 태아일 때부터 하던 운동이기도 한데, 심호흡을 제대로 활용하면 체액순환을 원활하게 할 수 있는 것이다.

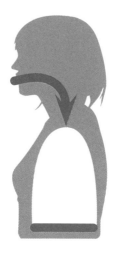

깊은 들숨으로 횡격막이 평팽하게
수축된다. → 뇌척수액이 생산된다.

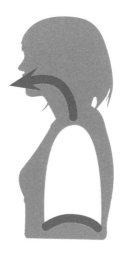

깊은 날숨으로 횡격막이 원래의
돔 상태로 이완된다. → 뇌척수액이 순환된다.

# 뇌척수액을 조절하는
# 심호흡 방법

손과 발의 회전운동 방향은 뇌척수액의 생산과 순환에 영향을 미친다.

- 뇌척수액이 생산될 때는 손발을 바깥쪽으로 돌린다.
- 뇌척수액이 순환할 때는 손발을 안쪽으로 돌린다.

이 동작과 횡격막의 움직임을 조합해 천천히 심호흡을 하면 의식적으로 뇌척수액의 순환과 생산을 촉진할 수 있다.

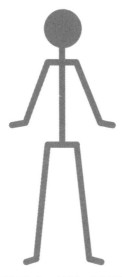

뇌척수액이 생산될 때 = 손발은 바깥쪽을 향해 돌린다.

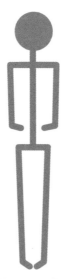

뇌척수액이 순환할 때 = 손발은 안쪽을 향해 돌린다.

> • 숨을 깊게 들이마시면서 손발을 바깥쪽으로 돌린다.
>   뇌척수액이 생산된다.
> • 숨을 깊게 뱉어내면서 손발을 안쪽으로 돌린다.
>   뇌척수액이 순환된다.

호흡의 깊이는 사람마다 다르셌시만, 들숨을 쉬는 시간의 2배를 들여 날숨을 쉬도록 한다.

> (1) 4초 동안 숨을 들이마신다.
> (2) 1초 동안 멈춘다.
> (3) 8초 동안 숨을 내뱉는다.
> * (1)~(3)을 3~5회 반복한다.

물이 가득 들어 있는 양동이를 흔들면 앞의 물이 반대쪽으로 가서 양동이에 부딪힌 후, 되돌아오기까지 아주 조금의 시간차가 있다. 이와 비슷하게, 뇌척수액이 생산되어 흐르기까지엔 시간차가 있는데, 그것이 들숨과 날숨 사이에 잠시 멈춰 기다려주는 시간이다. 즉 몸에 무리가 가지 않도록 하기 위함이다.

이 부분이 어렵게 느껴진다면 들이마신 후 바로 내뱉어도 된다. 하지만 익숙해지면 일단 멈추는 편이 기분 좋다는 것을

스스로 느끼게 된다. 심호흡만으로도 체액순환은 크게 좋아
진다.

책상 업무로 지쳤을 때는 이 심호흡을 적극적으로 실천해
보자.

# 4장

# 평생 건강해지는
# 최소한의 운동법

# 체액순환이 좋아지면
# 저절로 건강해진다

"나는 옛날부터 몸이 약해서~"라고 말하는 고령의 할아버지와 할머니를 만나면 '정말일까? 정말로 몸이 약했다면 고령이 될 때까지 살아 있지 못할 텐데'라고 생각할 때가 있다.

절대로 비아냥거리는 것이 아니다. 약하게 태어났더라도 제대로 사용하면 80세가 되어도 쌩쌩하게 지낼 수 있다. 사람들이 결림이나 통증을 느끼게 되는 건 언제부터일까?

지금까지의 진료 경험으로 보면, 처음 몸에 고장이 나는 것은 급격한 운동으로 몸에 부하가 걸리는 경우이다. 스포츠소년단에서 야구나 농구를 시작한 이후, 동아리 활동에서 선수로 발탁되어 고되게 연습한 이후 등 급격하게 부담이 가해져 몸이 고장 나는 것이다. 만약 적당하게 움직이고, 적당하게 휴식하고, 체력의 범위 내에서만 몸을 사용하면 몸은 절대 탈나지 않는다.

또한 이 '급격하게 운동하기 시작했던' 시기에 염좌나 허리 부상이 있더라도, 젊음으로 극복하는 경우가 흔하다. 젊었을 때는 자고 나면 피로가 풀리고, 좀 아파도 '근성'이라는 미사여구 아래 어떻게든 해내기 때문이다. 하지만 40대 이후가 되면 그러한 과거의 상처가 서서히 나빠지기 시작한다. 또한 '부모님이 쓰러지셔서 매일 부모님을 침대에서 일으켜 드렸더니 몸이 이상해졌다.', '너무 바빠서 내 몸을 돌볼 시간이 없었다.'는 등, 의지와 무관하게 몸을 무리해도 고장이 난다.

몸에 무리를 가하지 않고 살 수만 있다면, 몸은 나이에 상응하는 건강을 계속 유지할 것이다.

앞의 사례처럼 '나는 몸이 약해서'라는 이유로 무리하지 않고 자신의 페이스를 무너뜨리지 않는 생활을 하면 80세를 넘겨도 건강하게 지낸다. 장수하는 사람들을 보면 대부분 정년 후에는 무리하지 않고 몸을 소중하게 사용한다.

'자신의 회복력 범위 내에서만 몸을 움직이면 건강을 지킬 수 있다.'는 것이 내 지론이 되었다. 하지만 아무리 심각하더라도, 좋아지는 방향으로 유도하면 몸은 확실하게 변한다. 중요한 것은 자신의 몸을 알고, 회복력 범위 내에서만 생활하는 것이다.

우리의 몸은 본래 건강하게 살 수 있도록 설계되어 있다.

건강을 되찾는 메커니즘은 우리가 의식하지 않더라도 저절로 작동하고 있다. 마사지나 교정, 약, 주사 등 외부의 도움으로 몸이 회복되는 것이 가장 확실한 증거다. 우리 치료사들은 회복을 도울 뿐이고, 몸을 낫게 하는 것은 결국 본인의 회복력이다.


체액을 순환시켜 자연치유력을 높여주는 '꼼지락 체조'가 건강을 지켜준다는 믿음을 갖고 실천해보자.

지금까지 설명했듯이 제1차 호흡이라고 불리는 뇌척수액의 순환이 좋아지면 혈액과 림프액의 순환도 자연스럽게 좋아져 아무것도 하지 않아도 건강하게 지낼 수 있다. 물풍선 속의 물이 고이지 않고 움직이면 이들 순환 기능은 정상적으로 돌아가게 된다.

# 평생 건강한 몸을 만드는
# 3단계

무엇이든 알고 있으면 실패할 확률이 낮다. 대부분 모르기 때문에 실패한다.

'건강을 지키는 방법'을 알고 있으면 실패할 확률이 낮지만, 모르면 승률이 50%인 게임이 된다. 우연히 내기에서 이긴 사람의 말을 듣고 '아, 그렇구나!' 하며 흉내 내봐야 내기에 진 사람에게는 전혀 맞지 않는 말이다.

건강에 대해 얘기할 때 흔히 제기되는 문제가 '운동', '수면', '식사'이며, 최근에는 '스트레스'가 중요한 화두가 되었다. 하지만 기본적으로는 다음의 3가지 균형을 유지하면 특별하게 무언가 운동을 하지 않아도 깊은 수면을 취해 건강하게 지낼 수 있다.

---

1. 구조에 맞춰 올바르게 사용한다(구조).
2. 올바르게 연료를 채운다(순환 · 영양).
3. 온화한 운전사가 운전한다(마음).

---

## 1. 구조에 맞춰 올바르게 사용한다(구조)

사람들은 잘 모르지만 우리 몸에도 취급설명서가 있다.

설명서란 몸을 사용하는 올바른 방법이다. 특히 근육을 풀어지게 하는 흐트러진 자세는 취급설명서의 가장 중요한 항목으로, 잘못된 자세는 반드시 수정해야 한다.

이전에는 집안의 어른들이 잔소리를 해가며 자세를 가르쳤다. 나도 할머니의 꾸중을 들으며 회초리로 종아리나 등짝을 맞았던 기억이 있다. 하지만 지금은 그러한 연장자와 함께 사는 경우도 드물고 누구도 자세에 대해 얘기해주지 않는다.

게다가 젊었을 때는 설사 무리를 하거나, 통증이 있더라도 자고나면 낫는다. 그 경험을 20년 이상 반복하게 되면 몸은

'잠을 자면 낫는다.'라고 학습한다. 그래서 중장년 이후가 되어 통증이 있어도 자면 낫는다고 생각한다. '자세가 중요하다.'는 말을 들어도 좀처럼 경각심을 가지지 못한다.

결국 무릎이 아파 계단을 오르지 못하거나 요통, 어깨 결림, 두통 등이 생기기 시작하면 '대체 왜 아픈 거야?'라며 짜증을 내고 불안해한다. 병원에 가서 엑스레이를 찍으면 의사들은 '노화'라는 한마디 말로 진단을 끝낸다. 대부분의 사람들은 나이가 들어서 아픈 것은 당연하다는 착각을 하며 살아간다.

**몸을 구조상 올바른 위치에 두고 사용하면 몸의 부담을 최소화 하고 낭비 없이 사용할 수 있다.** 같은 동작을 해도 올바르게 사용하는 사람과, 등을 굽히고 턱을 내밀고 있는 사람과는 겉모습도 다르지만, 무엇보다 피로의 정도가 전혀 다르다.

여기서 중요한 것은 몸이라는 물풍선을 밀거나 누르거나 비틀지 말고 둥근 상태 그대로 사용하는 것이다. 굳이 둥근 물풍선을 비틀거나 찌그러뜨릴 필요는 없다. 둥근 상태로 물을 가득히 채워두면 물풍선으로 완벽하게 기능한다.

## 2. 올바르게 연료를 채운다(순환 · 영양)

우리는 흔히 '우와, 맛있겠다!' 하면서 무심코 정크푸드에 손을 댄다. 당연한 말이지만 우리의 몸은 우리가 입으로 집어넣은 것으로 이루어진다.

혈액은 3개월, 뼈는 11개월이면 완전히 새롭게 교체된다. 혈액의 붉은 성분인 적혈구의 수명이 3개월이므로, 혈액의 교체 주기 역시 3개월이다. 그래서 이 3개월이 다이어트나 체질 개선의 기준이 되는 것이다. 다이어트를 해본 사람은 잘 알 것이다.

뼈도 1년이면 전부 교체된다. 뼈가 교체된다는 말을 못 믿는 사람들을 위해 사례를 하나 설명하겠다.

필자가 개업하고 2년이 되던 해였다. 일흔을 넘기고 골다공증 진단을 받은 여성이 찾아왔다. 그 후 그녀는 한 달에 한 번 내원하고 있었는데, 1년이 지난 어느 날 골다공증이 좋아졌다는 반가운 소식을 전했다. 개업하고 얼마 되지 않았던 때라 특히 흥미로웠던 나는 절호의 기회라고 생각해, 그녀를 붙잡고 자세하게 물어보았다. 그리고 이런 얘기를 듣게 되었다.

그녀는 손자들에게 늘 입버릇처럼 "한 번 시작했으면 쉽게 포기해서는 안 돼! 끝까지 해보는 게 중요한 거란다."라고 말했다고 한다. 그래서 중간에 그만둘 수 없어 매주 1회, 억지로 수영장을 다녔고, 의사에게 처방받은 약도 복용했다. 일광욕을 위해 매일 조금씩이지만 산책도 계속했다. 그리고 작은 생선이나 해초를 많이 먹으려고 노력했다. 그렇게 했더니 1년 후의 검사에서 골다공증이 치료되었고, 나이에 상응하는 상태로 돌아왔다는 것이다. 의사의 검사 결과이므로 믿어도 좋다. 역시 뼈는 1년이면 교체된다는 사실을 확신하게 된 게기였다.

**최근 3개월 동안 내가 먹은 것이 내 혈액의 정체다. 그리고 11개월 전부터 먹어왔던 것이 내 뼈의 원료이다.** 지금 먹은 것이 곧바로 몸에 해를 가하지는 않지만 3개월 후, 11개월 후의 자신에게 영향을 미치는 것이다.

집에서 먹는 밥은 건강을 위해, 그리고 깨끗한 체액을 유지하기 위해 필요 이상으로 가공하거나 조미료로 감각을 마비시키지 않도록 하는 것이 중요하다. 물론 가끔은 자유롭게 외식을 즐겨도 좋다.

### 3. 온화한 운전사가 운전한다(마음)

우리의 몸을 건강하게 해주는 체액에 대해 이 책을 통해 처음 알게 된 사람도 있을 것이다. 몰랐으니까 당연히 감사하는 마음도 없었을 것이다.

이 책을 읽고 체액의 존재를 인정하며 "고마워! 정말로 늘 고마워!" 하고 고마움을 전한다면 체액들은 더없이 기뻐하지 않는가? "좋아! 더 열심히 하자. 주인님의 인생을 뒤에서 지원해주자."라며 최선을 다할 것이다.

사람들은 자신을 인정해주고 고마움을 표시하는 대상을 위해 최선을 다한다. 체액도 마찬가지다. 자신의 주인에게 인정받고 감사의 인사를 듣는다면 더욱 활발히 움직인다.


예전에 내가 직접 경험했던 일이다.

어머니가 위독하다는 전화를 받은 나는 전철을 타고 바삐 집으로 향했다. 집까지 가는 한 시간이 영원처럼 길게 느껴졌다. 불안과 걱정, 늦지는 않을까 하는 온갖 생각이 머리를 스쳐갔다. 어두워진 창밖에 눈길을 주고 있었지만, 눈물이 치솟아 멈추지 않았다.

그때 심장 박동을 재본 것은 아니지만 상당히 빠르게 뛰었을 것이다. 심장이 매우 빠르게 뛰었기 때문에 혈류도 엉망이었을 것이고 림프액도 느긋하게 순환하지 못했을 것이다.


불안, 걱정, 조바심, 공포, 분노, 초조 등의 감정은 몸 상태를 망가뜨리는 원인이 된다.

　필자의 사례는 극단적인 것이겠지만, 부정적인 감정 상태
는 우리 일상에 내재되어 있다.


　× 일에 대한 불안과 불만

　× 인간관계에 대한 불안과 불만

　× 경제적 상황에 대한 불안과 불만과 두려움


　이런 정신 상태일 때는 입맛도 없고 컨디션도 좋지 않다.
일상생활 속에 있는 이러한 감정의 기복이 몸에 영향을 미치
는 것이다.


　○ 일에 대한 희망

　○ 신뢰로 맺어진 인간관계

　○ 경제적인 안정


　이럴 때는 웃음이 번지고 일도 즐겁게 할 수 있다. 대화에
도 활력이 생기고 입맛이 좋아 맛있게 먹을 수 있다.


　**같은 일이라도 환경에 따라 감정이 변한다.**

이런 상황을 머릿속에 떠올려 보자.

자신이 좋아하는 '망고'가 책상 위에 있다. 까다로운 거래처 직원과 상담을 하기 직전이라면 '맛있어 보여, 먹고 싶어!'라는 생각이 들지 않는다. 그런데 상담이 잘 끝나 상사에게 칭찬을 받은 후라면, 전혀 다른 기분으로 망고를 바라보게 될 것이다.

**긍정적인 감정은 몸을 활성화시키고, 부정적인 감정은 몸에서 생기를 빼앗아간다.** 되도록이면 환경에 좌우되는 감정에 휘둘리지 않도록 자신을 능숙하게 조종해서 빨리 평정심을 되찾는 방법을 익혀야 한다.

평상심을 몸에 익히려면 **'평상심을 유지하고 싶다.'고 의식하는 것과 자신을 객관화할 수 있는 자세가** 중요하다. 쉽지는 않지만, 자신을 자신의 바깥에서 바라보는 연습을 하면 효과적이다. 처음부터 잘 되지는 않겠지만 일단 의식하는 것부터 시작해 보자.

살다보면 여러 가지 일을 겪는다. 뜻하지 않게 다른 사람에게 상처를 주는 경우도 있다. 또한 별 뜻 없는 말에 상처를 입기도 한다. 인생에 있어 희로애락은 피해갈 수 없는 것이다.

우리는 너나 없이 힘들고 어려운 인생을 산다는 마음을 가지면 아주 편안해진다.

이렇게 부정적인 감정을 없애고 평정심을 되찾는 좋은 방법이 있는데, 바로 심호흡이다.

**숨을 쉰다는 것 자체가 생명을 의미한다.**

분노가 치밀 때, 두려움에 휩싸일 때 천천히 심호흡을 해서 평정을 되찾도록 하자.

위기의 순간에 심호흡을 떠올리는 것 자체가 평정으로 가는 시작이다. 그리고 심호흡을 실제로 하게 되면 혈액과 림프액이 원활히 순환한다.

# 내 몸은 '내가 먹은 것'의
# 합집합

이 당연한 사실을 조금 더 설명하고자 한다.

인간이 어설프게 손대지만 않는다면, 모든 생명체는 완전한 상태를 유지하고 있다. 동물도 식물도 살아있다는 것 자체가 생명활동을 다하고 있다는 의미이다. 다시 말해, 모든 존재는 완전체다.

예컨대 토마토는 토마토로서 생명활동을 하고 있다.

모양이 비뚤어져도 혹이 있어도 토마토는 토마토로서 완벽하다.

인간이 멋대로 먹음직스러워 보인다거나 모양이 예쁘지 않

다고 떠들 뿐, 살아있는 토마토는 살아가는 데 필요한 모든
것을 갖추고 있다.

현대인들은 단지 '맛'만을 위해 음식에 조미료나 첨가물을
끊임없이 더해 왔다. 과일에 호르몬 주사를 투여하고, 항생제
가 잔뜩 들어 있는 사료로 닭과 돼지를 키웠다. 우리는 곡물
을 재배하고 가축을 사육하고 있다고 생각하지만, 사실은 인
간이 사육되고 있는지도 모른다.

자신이 스스로 음식을 선택한다고 믿지만, 사실은 주어진
음식밖에 먹을 수 없도록 교묘하게 계획되어 있다. 가능하면
가공된 음식보다 자연 그대로의 음식을 먹는 것이 바람직하
다. 음식에 자꾸 뭔가를 더하려고 하지 말고 빼려고 노력해야
한다.

농약을 빼고, 첨가물을 빼고, 불필요한 조미료를 뺀 심플한
식사!

채소든 과일이든 그것이 존재한 순간, 그것 자체로 완벽했
을 것이다.

그것을 고맙게 먹는다면 몸과 자연이 하나가 되어 더욱 건
강해지는 것은 당연한 일이다.

3년 전쯤, 저속 회전 주서기가 효소를 죽이지 않기 때문에 좋다는 말을 듣고 채소주스를 만들어 먹기 시작했다. 그런데 별다른 효과를 보지 못했다. 그러다 문득 떠오른 생각이 있어 당근과 사과의 껍질을 벗기지 않은 채 갈아보았다. 물론 꼼꼼하게 씻어서. 그러자 곧바로 효과가 나타났다. 몸 깊숙한 곳에서 힘이 솟아나는 것을 느낄 수 있었다. 자연의 힘에 감탄한 순간이었다.

음식에 열을 가하고 껍질을 벗기는 등 우리가 자연을 너무 훼손시킨 나머지, 자연의 놀라운 혜택을 누리지 못하는 건지도 모르겠다. 외식은 어쩔 수 없다 하더라도, 집에서는 가급적 자연에 가까운 형태로 식사를 한다면 훨씬 건강해질 것이다. 살아 있는 물로 가득 찬 채소나 과일을 많이 먹는 것은 물론이고!

# 나쁜 자세는
# 턱관절을 망가뜨린다

음식을 잘 씹어 먹으면 음식의 맛을 제대로 음미할 수 있을 뿐만 아니라, 다음과 같은 효과도 얻을 수 있다.

- 소화액의 분비 촉진
- 입속 자정효과
- 각성 효과와 릴랙스 효과
- 대뇌 활성화
- 다이어트 효과
- 얼굴이 작아지는 효과

이처럼 좋은 점이 많지만 주의해야 할 것이 있다. **치아의 교합에 이상이 있을 때는 열심히 씹으면 씹을수록 몸에 나쁜 영향을 미치기 때문이다.**

껌으로 실험을 해보자.

왼쪽 엉덩이에 체중을 싣고 껌을 씹으면, 저절로 오른쪽 어금니로 껌이 이동한다. 반대로 오른쪽 엉덩이에 체중을 싣고 껌을 씹으면 껌은 왼쪽 어금니로 이동한다. 이 사실로 알 수 있는 것은, **좌우 균등하게 체중을 실어서, 즉 자세를 바로 해서 식사를 하는 것이 무척 중요**하다는 점이다.

중심이 기울어진 채 앉으면 자신도 모르는 사이 좌우 불균등한 압력이 턱관절에 가해져 치주염, 치아교모증(치아의 씹는 면이 마모되어 평평해지는 증상), 턱관절증을 일으킬 수 있다.

몸은 하나의 구조물이다. 자극이 한쪽으로만 가해지는 부자연스러운 상태는 시간이 지나면 온몸 곳곳에 영향을 미친다. 내가 이렇게 단언할 수 있는 것은 수많은 치료 경험 때문이다. 필자는 치아 교합이 좋지 않아 입을 벌려 샌드위치를 먹을 수 없을 정도의 턱관절증 환자를 많이 치료해왔다.

한 여자 환자가 '주먹밥을 먹지 못해 납작하게 눌러서 먹고 있다.'며 내원했다. 손가락 하나가 간신히 들어갈 정도밖에 입을 벌리지 못했다. 그녀는 도대체 뭐가 잘못돼서 이렇게까지 아프고 입을 벌릴 수 없는지 궁금해 했다.

**턱관절이 움직이지 않거나 입을 벌리지 못할 때는 대부분의 경우 견갑골(어깨뼈)이나 옆구리 아래, 목 주변의 체액순환이 나쁜 상태다.** 견갑골은 등 위쪽에 있으며 팔이 매달려 있는 뼈, 흔히 천사의 날개라고 하는 뼈다.

일단 그녀에게 체액순환이 정상적으로 이루어지도록 조치했다. 특별한 시술을 한 것은 아니고, 일반적으로 어깨 결림을 치료할 때와 같은 시술을 했다. 그러자 턱관절이 편해지고 입을 크게 벌릴 수 있게 되었다.

시술을 했는데도 재발한다면 정말로 턱관절에 문제가 있는 것이다. 당연히 그런 경우도 있을 거라고 생각한다. 하지만 지금까지 내가 시술한 환자들은 모두 좋아졌고 재발하지 않았다는 것도 엄연한 사실이다.


이처럼 체액순환의 개선으로 치유되는 증상은, 몸이라는 물풍선을 비틀어서 사용한 탓에 턱관절의 어딘가에 과도한 부하가 가해졌던 것이 원인으로 보인다. 최근에 턱관절에 문제가 있는 사람이 많아졌는데, '몸이라는 물풍선'이 틀어져 있는 것이 원인이라고 생각한다. 만약 턱관절에 문제가 있다면 자신의 자세를 점검해야 한다.

그리고 꼼지락 체조를 하면 일상생활에서 틀어진 부분을 개선할 수 있다. **밤에 하면 하루의 뒤틀림이 풀어지고, 아침에 하면 밤 동안의 뒤틀림이 풀어진다.**

다시 말하지만 '몸은 전체적으로 하나'다. 부자연스럽게 한쪽에만 가해지는 자극은 시간의 흐름과 함께 몸 전체에 영향을 미친다.

내가 체액순환만을 강조하는 것은 아니다. 만약 여러 가지 치료법을 시도했는데도 턱관절의 통증이 호전되지 않는다면, 식사 중에 자신의 중심을 중앙에 두려고 의식적으로 노력해보라. 분명 변화가 있을 것이다.

# 마사지보다 효과적인
# '집어 올리기'

철봉에 매달리면 손에 물집이 생긴다.

무릎을 꿇고 앉으면 발등에 못이 생기고 딱딱해진다.

**우리 몸에는 기억장치가 있어서 강한 힘이 가해지면 그 다음을 대비해서 딱딱하게 만들어 스스로를 지키려고 하는 것이다.** 손인 경우에는 물집으로 끝나지만 몸 전체라면 어떻게 될까.

등이나 어깨 근육의 뭉침을 풀고 싶어서 힘껏 마사지를 하면, 그 당시는 힘에 밀려 풀어지는 듯하다. 하지만 그 직후부터 몸은 방어태세에 돌입한다. '이런 큰일이다! 다음에 강한 힘이 가해질 때를 대비해야 해!' 하며, 이전보다 더욱 몸을 딱딱하게 굳혀 몸을 지키려고 할 것이다.

그렇게 되면 몸의 주인은 '이상하네, 마사지를 받았는데도 다시 등이 아파.' 하며 또 마사지를 받으러 간다. 더욱 강한 힘으로 마사지를 받고 기분 좋다고 느끼는 것도 잠시, 몸의 방어반응은 더욱 강하게 작동해 점점 몸이 굳는다.

이것이 반복되면 어떤 일이 일어날까.

처음엔 10일에 한 번 받았던 마사지가 7일에 한 번이 되고 곧이어 5일, 3일, 2일로 점점 주기가 짧아진다. 즉 마사지 없이는 살아갈 수 없게 되는 중독 상태가 되는 것이다. 마사지를 받을 때는 행복하지만, 손을 뗀 순간부터 더욱 강하게 마사지를 원하는 충동에 휩싸이게 된다. 이런 의존증은 결코 좋은 일이 아니다.

강하게 하는 마사지가 좋지 않다면, 어떻게 하면 좋을까.

마사지에 중독된 상태는 물풍선이 딱딱해진 상태이다. 한 겹의 풍선이 아니라 대여섯 개의 풍선을 겹쳐 물을 넣은 풍선을 상상하면 된다. 지속적으로 강한 자극을 받아온 등 부위가 딱딱하게 굳는 것이다. 이때 물풍선을 떼어놓으려면 누르는 것이 아니라 손가락으로 집어내야 한다.

굳이 마사지를 받으러 가지 않고, 가족의 도움을 받아 집에서 할 수 있는 방법을 소개하겠다.

통증이 있는 사람을 엎드리게 한 후, 손바닥에 들어갈 만큼의 등 근육을 깊숙하게 집어서 위로 끌어올린다. 그러면 딱딱해진 근육은 비명이 터져 나올 정도로 통증을 느낀다. 등 전체의 곳곳을 차례로 집어 올려, 피부가 뻘겋게 될 때까지 하면 된다(이 방법은 특정 질환을 가진 환자에겐 위험할 수 있으므로 신중히 시행해야 한다).

피부의 발적 현상은 모세혈관에서 혈액이 배어나온 것이다. 집어 올리는 동작으로 모세혈관에서 배어나온 혈액이 다시 흡수될 때 노폐물과 피로물질도 함께 흡수된다. 이렇게 하면 지금까지 등 전체에 달라붙어 흡수되지 않았던 노폐물이 서서히 흡수된다.

어제보다 오늘, 오늘보다 내일 더 개운함을 느끼게 되고, 마치 껍질을 한 겹 한 겹 벗겨내듯 등이 가벼워진다. 이처럼 '집어 올리는' 행위는 모세혈관을 직접 자극해서 강제로 재흡수 하게 만드는 방법이다.

이 마사지를 통해 정맥으로의 재흡수를 돕고 림프액의 순환을 촉진시키면, 온몸의 체액 순환이 좋아진다. 이는 전문가가 아니라도 할 수 있는 효과적인 방법이다. 단, 노폐물이 많이 쌓여 있을수록 통증이 심하다는 것은 염두에 두어야 한다. 그래도 일주일에서 열흘 정도 반복하면 통증은 점점 줄어들고 상쾌함을 느끼게 된다(만약 통증이 지속된다면 이 방법을 멈추고 전문의와 상담해야 한다).

이 방법은 '결합조직 마사지'라고 부르는데, 구 소련에 억류되었던 군인들을 위해 개발된 것이라 한다. 난방시설이 없는 곳에서 서로의 몸을 이런 식으로 마사지해 체온을 높임으로써 추위를 견디는 것이다. 혈액이나 림프액의 순환이 좋아진 결과로 체온이 올라가는 것이므로, 기초대사량을 높이는 데도 안성맞춤인 방법이다.

기초대사량이 높아진다는 것은 칼로리 소모가 쉬워진다는 의미이므로 다이어트에도 효과적이다. 가족 간의 스킨십으로 관계가 개선되고, 몸이 건강해지고, 다이어트도 되니 일석삼조라 할 수 있다.

# 건강하려면
# 근육을 지켜라

심한 몸살감기에 걸려 사흘 정도 못 일어나본 경험이 있을 것이다.

젊었을 때는 느끼지 못하지만, 마흔이 넘으면 사흘 후 근육이 확연하게 줄어들었음을 느끼게 된다. 우리의 근육은 사용하지 않으면 점점 쇠퇴한다.

몸은 골격으로 그 형태를 유지하지만, 골격을 움직이는 것은 근육과 인대이다. 그리고 그 근육과 인대에 영양분을 전달하고 노폐물을 회수하는 것이 체액이다.

**우리의 몸은 근육을 사용해서 생활하도록 만들어져 있다고 해도**

과언이 아니다. 인류 전체의 역사로 봤을 때, 책상 업무가 당연하게 된 것은 그야말로 최근 중의 최근이다. 인류는 오랜 기간 먹고 살기 위해 농사를 짓고, 사냥을 하고, 바다에 나가 물고기를 잡았다. 몸을 사용해서 생활하는 것이 당연했던 시기에는 몸의 근육을 신경 쓸 필요가 없었다.

그런데 현대는 반대로 **몸을 사용하지 않고 가만히 앉아 있는 직업이 늘어나고 있다. 그리고 이런 생활은 몸에 엄청난 부담을 준다.**

현대인들은 근육을 지키기 위해 마라톤이나 조깅을 하거나 스포츠센터에 다니는 등 다양한 방법을 동원한다. 물론 운동은 바람직한 것이다. 하지만 운동을 할 때 조금 주의해야 할 것이 있다.

# 생활 속
# 최소한의 운동법

"꾸준히 운동해야 되는 건 알지만 자꾸 하다 말다 하네."

"헬스클럽에 등록했는데, 매주 나가는 건 좀 힘들어."

이런 이야기를 하는 사람들이 많다.

대부분의 사람들이 의지력이 약한 자신을 탓하지만, 나는 시도한 것 자체가 용기 있고 멋진 일이라고 생각한다. 평상시 하지 않던 일을 하는 것은 결코 쉬운 일이 아니다.

왜냐하면 인간은 본능적으로 쾌락을 추구하고 고통을 싫어하기 때문이다.

매일 달리겠다고 계획했지만 달리지 못하고, 헬스클럽을

빼먹는 것은 한심한 것이 아니라 자연스러운 일이다. 그것이 쾌감으로 이어지지 않는 이상, 매일 운동하는 것은 불가능하다. "이 운동을 하면 컨디션이 좋아져! 기분이 상쾌해!"와 같은 긍정적인 의미가 부여되지 않으면 운동을 지속하기는 어렵다.

건강을 위해 운동을 시작한 사람은 이미 그것만으로도 칭찬 받을 일이다. 중도에 포기하더라도 그 역시 자연스러운 일이니 자책할 필요가 없다. 자신을 한심하고 나약한 존재로 생각한다면 다시 운동을 시작할 수 없게 되니까.

올림픽을 준비하는 선수가 힘들고 괴로워도 연습을 계속할 수 있는 이유는 수상대의 가장 높은 곳에 선다는 가슴 뛰는 꿈이 있기 때문이다. 자신도 모르게 그런 이미지트레이닝을 반복하고 있는 것이다. 육체노동으로 가계를 꾸리는 가장은 그걸로 가족을 부양하고 있다는 자부심이 있다. 고등학교 야구부원들이 강도 높은 훈련을 견딜 수 있는 것은 프로야구 선수라는 꿈을 갖고 있기 때문이다.

이처럼 몸이 괴로운데도 계속 해나가기 위해서는 반드시 무언가의 보상이 있어야 한다.

그래서 나는 기본적으로 운동을 하지 않아도 된다고 생각한다.

특히 여성은 운동할 필요가 없다. 맞벌이 여성은 하루 종일 밖에서 일하고 돌아오면 가사나 육아가 기다리고 있다. 잠자는 시간 이외에는 늘 몸에 부담을 가하고 있다.

**여성이라면 생활 속에서 몸을 의식하는 시간, 아주 조금 근육을 사용하는 시간만 취하면 된다고 생각한다.** 예를 들면 다음과 같다.

- ○ 대걸레가 아닌 손걸레로 청소한다.
- ○ 엘리베이터 대신 계단을 이용한다.
- ○ 자세를 바로해서 복근을 사용한다.
- ○ 업무 중간에 의자 등받이를 붙잡고 복근을 조여준다.
- ○ 주방에서 일할 때 까치발을 하거나, 한발 서기를 한다.
- ○ 텔레비전을 보면서 5분 동안 뒷걸음질을 한다.

이렇게 평상시보다 아주 조금 더 부담을 주는 것만으로 몸은 자극을 받는다. 생활의 일부로서 몸을 움직인다면 오랫동안 지속할 수 있다는 장점이 있다.

그렇다면 남성은 어떨까. 몸을 생각해서 꾸준하게 관리를 하는 남성은 의외로 적다. 직장에서의 위치가 높아지면 근무

시간도 늘어나고 회식도 늘어난다. 전혀 움직이지 않는 상태에서 스트레스와 과식이 이어지면 결과는 말할 필요도 없다.

그런 상황에 적합한 운동 방법이 있다.

**간헐적 단식을 한다.**

일주일에 한 번만 저녁을 거르는 방법이다.

예를 들어 목요일에 간헐적 단식을 한다면 목요일 점심은 죽이나 메밀국수 등으로 간단하게 먹고, 저녁은 거르고, 다음 날 아침은 미음이나 죽을 먹으면 된다. 금요일 점심부터는 평상시대로 식사한다. 어떤 요일에 하든 상관없다. 일주일 1회의 간헐적 단식을 계속하면 장기 단식과 같은 효과를 발휘한다고 한다. 내장 기관의 피로가 회복되는 것만으로도 활력이 생긴다.

**일주일에 한 번, 밖으로 나가 걷는다.**

평상시의 부족한 운동량을 공원 산책이나 하이킹 등으로 해소하는 것이다. 이때도 심장박동 수가 오르지 않을 정도로 하는 것이 요령이다.

**매일 출근할 때 한 정거장을 걷는다.**

하겠다는 의지만 있다면 누구라도 쉽게 할 수 있는 방법이다.
단지 아침에 10분만 더 일찍 일어나면 된다.


**평상시 식사에서 밥의 양만 10% 줄인다.**

밥 한 공기에 큰 숟가락 하나 정도의 분량이다. 외식일 경우
큰 숟가락 2~3개 정도 줄이면 된다.


운동이 이미 생활의 일부가 되어 있거나 헬스클럽에 다니
는 것에 쾌감을 느끼는 사람이라면 그 페이스를 유지하면 된
다. 그렇지 않은 사람이라면 **생활의 작은 짬을 이용해 몸을 조금
만 움직이는 정도면 충분하다고 생각한다.**

그것도 **'심장박동 수가 오르지 않는 정도'로!**

# 나쁜 자세를
# 바로잡는 요령

　'골격'이라면 초등학교 때 보았던 인체 모형을 떠올리는 사람이 많을 것이다. 여기서는 피부로 덮인 몸이라는 '물풍선'이 비틀어지지 않도록 지탱해주는 것이 골격이라고 생각하자.

　치료원에서 시술을 받고 상태가 좋아진 환자들이 가장 많이 하는 질문은 '다시 재발하지 않을까?'이다. 나는 당연히 재발한다고 대답한다.

　왜냐고? 몸이 틀어진 원인이 사고나 부상 등 외부 요인이 아니라면, 자신이 몸을 사용하는 습관이 잘못된 경우이기 때문이다. 여기서 습관이라는 것이 중요하다. 자신도 의식하지 못하는 상태에서 물풍선을 비틀거나 찌그러뜨리고 있는 것이다. 습관을 바꾸려면 무의식을 의식의 단계로 끌어올려야 한다.

**즉 '아차' 하고 깨닫는 순간을 늘려야 한다.**

집에 있을 때 자신이 앉아 있는 모습이 보이는 위치에 거울을 두면 효과적이다. 직장에서는 책상 위나 컴퓨터의 한쪽 구석, 손등 등 눈에 띄는 곳에 '자세'라고 써둔다.

그러면 그것을 보는 순간만이라도 자세에 신경을 쓰게 된다. 3분도 못 버티고 나쁜 자세로 되돌아갈 수 있다. 하지만 의식하는 횟수가 늘어나면 '자세'를 점점 더 많이 생각하게 된다. 열심히 실천하면 3개월, 보통은 6개월 정도 노력해야 비로소 자신의 자세를 바로잡을 수 있다.

다시 말하지만 나쁜 자세는 의식하지 못한 상태에서 취하는 것이다. 그래서 나쁜 자세를 바꾸고 싶을 때는 '어떻게 하면 의식의 단계로 올릴 수 있을까'를 고민해야 한다.

# 가만히 앉아서
# 근육을 단련하는 법

뭔가 운동을 권하는 것처럼 보일 수도 있지만, 그런 의미는
아니다.

물론 운동을 할 수 있는 사람은 운동을 계속하면 된다. 하
지만 운동이 어려운 사람들에게도 방법이 있다.

인간은 다리와 허리부터 노화가 시작된다고 한다. 거꾸로
말하면 다리와 허리를 단련하면 노화를 늦출 수 있다는 뜻이
니, 반가운 소식이 아닐 수 없다.

허리가 휘거나 등이 굽은 상태는 몸이라는 물풍선이 비틀
어져 있는 것이다. 만약 골격이나 근육을 올바른 위치에 둘

수 있다면 물풍선은 좋은 형태를 유지한다. 이를 위해서는 먼저 앉을 때 골반의 위치를 바꾸어야 한다.

아무 생각 없이 앉으면 일반적으로는 항문에 체중이 실린다. 그렇게 하지 말고 '엉덩이와 넓적다리의 연결 부위'에 체중을 실으면 몸이 안정된다.

자세가 안정적일 때는 허리·등의 근육과 배의 근육이 길항(비슷한 힘으로 서로 버팀)해서 작용한다. 결국 몸 앞쪽과 뒤쪽의 균형이 잡힌 상태다. 등의 근육뿐만 아니라 배 근육도 적절하게 사용되기 때문에 좋은 자세를 의식하는 것만으로 배 근육이 단련되고 있는 것이다. 배의 앞쪽과 뒤쪽 근육뿐만 아니라 배 옆쪽에 있는 복횡근, 내복사근, 외복사근이 모두 단련되어 몸이 더욱 안정적이 된다.

배 근육과 등 근육이 균형 있게 단련되면, 내장을 지키는 서포터로 만들 수 있다. 더욱이 앞에서 설명한 심호흡을 적절하게 조합하면 더욱 효과적이다.

내장이 틀어지지 않고 제자리에 있으면 체액순환이 원활해지는 것은 당연한 일이다.

# 5장

# 몸의 순환을
# 좋게 하는 생활 노하우

# 물을 벌컥벌컥
# 마시지 말아라

다시 반복하지만 '통증 없음=건강'은 아니다!

몸의 어느 부분도 틀어짐이 없고 체액순환이 원활하게 이루어지고 있는 상태, 물풍선에 일그러진 부분이 없고 속에 있는 물이 힘차게 순환하고 있는 상태가 건강이다.

**물을 너무 마시면 체온저하, 수분과다가 된다!**

독자 중에는 '물을 많이 마시는 것이 건강에 좋다.'란 믿음으로 물을 벌컥벌컥 마시는 사람이 있을 것이다. 30년 전쯤, 물을 마셔서 살을 빼는 다이어트가 유행한 적이 있었다. 나도

물 다이어트를 해본 적이 있다. 식사량을 줄이면서 물을 많이 마셨지만, 처음에는 전혀 변화가 없었다.

그러나 6개월이 지났을 무렵부터 눈에 띄게 효과가 나타났다. 계속해서 살이 빠졌던 것이다. 하지만 피부가 상어 껍질처럼 거칠고 칙칙해졌다. 그리고 생리가 중단되었다. 처음엔 살이 빠졌다는 사실에 기뻐했지만, 넷 개월이나 생리를 하지 않으니 불안한 마음이 커졌다.

원인은 차가운 물에 있었다. 식사를 제한하고 냉수를 많이 마시니 몸이 차가워지고 콩팥의 기능이 저하된 것이다. 당시에 운동을 병행했는데, 아주 사소한 동작으로 갈비뼈가 골절되기도 했다. 충격을 받은 나는 원래의 식사로 돌아왔고 결국 체중도 제자리로 돌아왔다. 그리고도 1년이 지나서야 마침내 생리가 시작되었다.

만약 물을 먹는다면 상온의 물을 마시는 것이 좋다. 그것도 벌컥벌컥 마시는 게 아니라, 한 모금을 입에 물고 입안에서 굴려 체온과 비슷해졌을 때 삼켜야 한다. 그렇게 하면 위액이 옅어질 염려도, 위가 차가워질 걱정도 없다. 조금씩 자주 마시는 것이 포인트다.

또한 빈번하게 화장실을 들락거릴 정도로 물을 마시면 콩팥에 부담이 간다. 콩팥은 여과장치다. 여과 기능이 필요 이상으로 가동되어 지친 상태를 한방에서는 '신허腎虛'라고 한다. 병원의 검사에는 나오지 않지만 콩팥의 기능이 확연히 떨어진 것을 말한다.

이런 상태에서는 몸이 무겁고 무기력해지며, 집중력이 떨어지거나 요통이 생기기도 한다. 콩팥 기능이 떨어져 여과처리가 제대로 되지 않으면 몸이 붓게 된다. 또한 몸이 차가워져 모든 장기의 기능이 저하되면 신진대사가 나빠지므로 조금만 먹어도 살이 찐다.

# 헉헉대는 운동은
# 역효과를 낸다

적당한 양의 운동을 규칙적으로 지속한다면 최상이다.

하지만 조깅을 시작했는데 작심삼일, 헬스클럽에 등록했지만 3개월 만에 포기, 에어로빅을 다녀보지만 이내 포기, 이런 운동은 안 하느니만 못하다.

몸에 가장 큰 부담을 주는 것은 격렬하게 심장박동 수를 올리는 운동을 가끔 한 번씩 하는 것이다. 이렇게 하면 심장에 부담을 주어 몸의 노화를 촉진한다.

급격한 운동은 심장박동 수를 올려 숨이 헉헉대는 상태를 만든다.

헉헉댄다는 것은 어떤 의미일까. 우리 몸의 세포가 많은 산소를 요구하는 상태이다. 산소뿐만 아니라 영양도 필요로 한다. 산소와 영양성분이 혈액을 타고 근육세포로 옮겨지고 있는 것이다. 세포가 이렇게 과도한 일을 한 후에는 필연적으로 많은 노폐물과 이산화탄소가 남게 된다.

이번엔 체액들이 동원되어 노폐물과 이산화탄소를 운반해야 한다. 체액순환에 있어서도 평상시 이상의 부하가 걸리는 것이다.

그러나 여기서 끝난 것이 아니다.

산소가 소비된 후에는 또 다른 노폐물 '활성산소'가 생성된다. 활성산소는 몸을 녹슬게 하는 작용이 있어서 노화를 촉진한다. **몸에 필요 이상의 부담을 가하는 것은 좋지 않다. 불필요한 쓰레기를 만들지 않고, 체액순환에 부담을 주지 않는 편이 삶의 질을 높여준다.**

물론 매일 뒹굴뒹굴 누워 있으라는 말은 아니다.

몸은 사용하도록 만들어져 있으므로 어느 정도의 운동이나 근육활동은 반드시 필요하다. 운동을 하되 **쓰레기가 나오지 않**

을 정도로만 하라는 의미이다. 이는 편안하게 대화할 수 있을 정도를 말한다. 운동을 하다가 곧 땀이 나올 것 같은 순간이 오면 운동을 멈추는 것이 좋다.

예를 들어보자. 걷기 운동이라면 누군가와 대화를 할 수 있을 정도의 속도를 유지하고, 땀이 나올 것 같으면 이미 충분히 했다는 사인으로 받아들이면 된다. 체력에는 개인차가 있으므로 숫자로 기준을 정하는 것보다 이러한 몸의 변화를 기준으로 하는 것이 좋다.

운동 횟수에 대해서도 고정관념을 버려야 한다.

일주일에 2번 하면 현상 유지, 3번 하면 건강 증진이라는 얘기를 들어보았을 것이다. 하지만 이런 페이스를 지속할 수 없다면 차라리 하지 않는 편이 좋다. 불규칙한 운동보다는 앞서 설명했던 바닥 걸레질, 계단 이용, 한 정거장 걷기 등 일상생활 속에서 할 수 있는 것을 선택하는 편이 훨씬 효과적이다. 몸에 부담도 없고 나이가 들어도 쉽게 지속할 수 있기 때문이다.

# 강한 마사지는
# 몸을 더욱 굳게 만든다

나를 찾아오는 환자의 건강 상태는 몸의 탄력을 보면 대충 짐작할 수 있다.

**건강한 사람의 몸은 '둥실둥실'하다.**

건강한 사람을 천장을 보고 눕게 한 후, 등 아래에 손을 넣어 등뼈를 위쪽으로 밀어 올리면 가볍게 올라간다. 어깨뼈 아래에 손을 넣어 위쪽으로 밀어 올려도 두둥실 올라간다. 허리 아래에 손을 넣어 위쪽으로 밀어 올릴 때도 마찬가지다. 건강한 몸은 둥실둥실, 마치 물풍선 같다.

1년에 한 명 정도, 마치 거북의 껍질처럼 등 전체가 딱딱하게 굳은 환자가 내원한다. 그런 환자는 어깨가 결리거나 등이 아프고, 두통이 있어서 깨어 있는 것이 힘들고, 매일이라도 마사지를 받고 싶다고 호소한다. 이런 경우엔 똑바로 눕힌 상태에서 등에 손을 넣을 수조차 없다.

왜 이런 상황이 발생할까? 자기방어 때문이다. 몸이 스스로를 딱딱하게 만들어 자신을 지키겠다는 전략을 실행하고 있는 것이다. 또 한 가지는 움직이고 싶어도 움직일 수 없는 환경 탓도 있다. 결국 **체액순환이 아주 안 좋은 상태이다.**

이렇게 심한 경우에도 꼼지락 체조와 심호흡을 하고, 딱딱해진 부분을 집어 올리듯 풀어주면 상태가 점차 좋아진다.

# 통증이 사라져도
# 나은 것이 아니다

　사람들은 통증이 있으면 진통제를 먹는다. 그리고 통증이 사라지면 다 나은 것이라고 생각한다. 하지만 이것은 대단한 착각이다.

　나는 고등학교 때 리듬체조를 하다 허리를 다친 적이 있었다. 곧바로 엑스레이 촬영을 하고 약을 처방받았다. 즉각적인 효과가 있었다! 그런데 통증이 사라지고 다시 연습을 시작하자 더욱 심한 요통이 생겼다. 그것을 세 번 반복했더니 마침내 움직일 수 없게 되어 버렸다. 그때 처음 깨달았다. 통증이 사라진 것이 치유되었다는 것은 아니란 사실을! 이 경험 덕분에 나는 몸에 관심을 갖기 시작했고 결국 치료사의 길을 걷게 되었다.

예전의 나처럼 대부분의 사람들은 통증이 있으면 약을 먹는다. 그리고 통증이 사라지면 '다행이야. 다 나았어!'라고 생각한다. 이 논리에서 이상한 점이 느껴지지 않는가?

'다행이야. 통증이 사라졌어.'라고 해야 논리적으로 맞는 말이다. 진통제는 통증을 없애는 약이니까.

대부분의 경우, 통증만 사라졌지 통증을 일으킨 원인은 제거되지 않는다. 젊었을 때는 통증이 사라지면 움직일 수 있고, 조금만 휴식을 취하면 회복되기 때문에 이 논리의 모순을 좀처럼 깨닫지 못한다. 그렇게 약을 먹고 무리를 반복하다 보면 한계치에 다다른다. 그때서야 '왜 이번엔 낫지 않는 거지?' 하며 초조해한다. 보통 40대에 찾아오는 현실이다.

건강하게 살고 싶다면 '**통증이 없다=건강하다**'라는 착각을 버려**야 한다**. 물론 건강하다면 아픈 곳이 없을 것이다. 그러나 아픈 곳이 없다고 건강한 것은 아니다.

일단 통증이 생겼다면 약을 먹으면서 동시에 **자연치유력을 높이는 꼼지락 체조와 심호흡**을 하는 것이 중요하다.

# 마무리하며

이 책을 다 읽었다면, 체액에 대한 생각이 바뀌었을 것이다. 필자는 오랫동안 '꼼지락 체조'를 소개해 왔는데, 일상에서 통증과 피로를 느끼던 많은 분들이 다음과 같은 다양한 효과를 보았다고 한다.

- 오랫동안 앓았던 두통이 사라졌다.
- 어깨 뭉침이 개선되었다.
- 어떤 치료로도 낫지 않던 요통이 좋아졌다.
- 눈이 커졌다.
- 얼굴이 작아졌다.

사실 '꼼지락 체조'는 체액 순환을 좋게 하는 운동이다.

그 결과, 골반 틀어짐이나 기울어짐이 해소되는 것이다. 내부 장기들이 활기차게 작동하고 근육의 탄력이 좋아지고 운동 능력이 높아진다. 이 책에서 시종일관 주장하고 있듯, 꼼지락 체조와 심호흡을 병행하면 그 효과는 극대화 된다.

건강하시던 부모님이 언제부턴가 몸이 틀어지고 휘어 있는 모습에 마음 아파한 적이 있지 않은가? 이를 '노화'라는 한마디로 포기하고 체념하는 게 옳은 일일까?

우리 대부분은 자신의 몸을 스스로 망가뜨리고 있다고 해도 과언이 아니다. 게다가 그 사실조차 자각하지 못한 채!

물론 이제까지는 어쩔 수 없었다고 해두자. 그동안은 체액의 중요성을 몰랐으니까.

이 책엔 아주 작은 습관으로 건강하게 살 수 있는 방법이 소개되어 있다. 사람의 몸 안에 3가지 체액이 흐르고, 인체의 70%가 체액으로 구성되어 있는 한, 이는 100년이 지나고 200년이 지나도 변하지 않을 사실이다.

우리의 몸을 잘 사용할 수 있는 설명서로서, 독자 여러분과 주변 사람들, 그리고 다음 세대를 살아갈 자녀들에게도 이 책이 작은 도움이 되길 바란다.

◇ 당신은 언제나 옳습니다. 그대의 삶을 응원합니다. – **라의눈 출판그룹**

## 3가지 체액이
## 내 몸을 살린다

초판 1쇄 | 2015년 11월 12일
개정판 1쇄 | 2025년 2월 3일

지은이 | 가타히라 에츠코          옮긴이 | 박정임
펴낸이 | 설응도              편집주간 | 안은주
영업책임 | 민경업             디자인 | 박성진

펴낸곳 | 라의눈

출판등록 | 2014년 1월 13일(제2019-000228호)
주소 | 서울시 강남구 테헤란로78길 14-12(대치동) 동영빌딩 4층
전화 | 02-466-1283          팩스 | 02-466-1301

문의(e-mail)
편집 | editor@eyeofra.co.kr
영업마케팅 | marketing@eyeofra.co.kr
경영지원 | management@eyeofra.co.kr

ISBN : 979-11-92151-96-0  13510